Fei Long

Im Rhythmus der Jahreszeiten

Widmung

Für meine Eltern, Long Renqing (龙仁清) und Ye Guihua (叶桂华), die mich lehrten, das Leben in all seinen Formen zu lieben. Für meinen Onkel, Dr. Ye Chengxu (叶成绪), der mir die Tür zu den Geheimnissen der Traditionellen Chinesischen Medizin öffnete. Und natürlich nicht zuletzt für meinen Mann, ohne den dieses Buch nicht entstanden wäre.

Fei Long

Im Rhythmus der Jahreszeiten

Gesund durchs Jahr mit dem traditionellen Wissen
der chinesischen Heilkunst

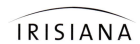

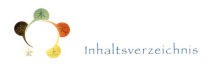

Inhaltsverzeichnis

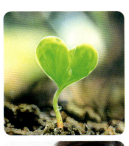
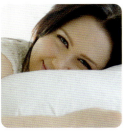
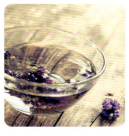

Naturgenuss, Entspannung und verwöhnende Düfte – all das gehört auch zur Traditionellen Chinesischen Medizin.

Vorwort	6
Kleine Geheimnisse zur Vorbereitung	**11**
Das Wesen der TCM für den Alltag	12
Zu diesem Buch	14
Die fünf Elemente	19
Die fünf Zang- und die fünf Fu-Organe	24
Das Qi und die Meridiane	27
Die fünf Jahreszeiten	30
Die Kraft des Frühlings	**37**
Corinnas Frühling	38
Der Frühling und die Leber	42
Ein tieferer Blick auf Corinnas Probleme	45
Die gegenteilige Störung: wenn das Holz verbrennt	52
Überprüfen Sie sich selbst!	54
So bleiben Sie gesund!	56
Die Kraft des Sommers	**75**
Andreas' Sommer	76
Der Sommer und das Herz	79
Ein tieferer Blick auf Andreas' Probleme	82
Die gegenteilige Störung: wenn das Yang-Qi überfließt	84
Überprüfen Sie sich selbst!	88
So bleiben Sie gesund!	90
Die Kraft des Spätsommers	**109**
Julias Spätsommer	110
Der Spätsommer und die Milz	114
Ein tieferer Blick auf Julias Probleme	116
Die gegenteilige Störung: warme Feuchtigkeit in der Milz	119
Überprüfen Sie sich selbst!	121
So bleiben Sie gesund!	122

Inhaltsverzeichnis

Die Kraft des Herbstes — 139
Hermines Herbst — 140
Der Herbst und die Lunge — 142
Ein tieferer Blick auf Hermines Probleme — 146
Die gegenteilige Störung:
Das Lungen-Qi übertreibt — 149
Überprüfen Sie sich selbst! — 151
So bleiben Sie gesund! — 153

Die Kraft des Winters — 171
Roberts Winter — 172
Der Winter und die Niere — 175
Ein tieferer Blick auf Roberts Probleme — 180
Die gegenteilige Störung: Yin-Mangel in der Niere — 184
Überprüfen Sie sich selbst! — 185
So bleiben Sie gesund! — 188

Zum Abschluss:
harmonisch durch die Jahreszeiten — 201
Literaturhinweise/Glossar — 202
Rezeptregister — 204
Sachregister — 205
Impressum — 208

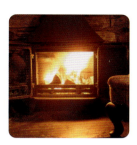

Jede Jahreszeit hat ihren ganz eigenen Reiz.

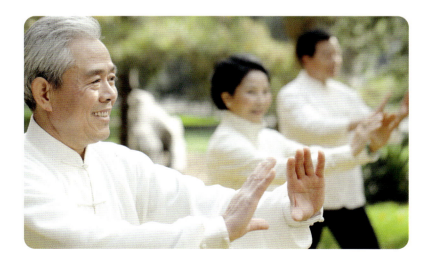

Tai Chi als sanfte Bewegungsform unterstützt Körper, Geist und Seele das ganze Jahr hindurch.

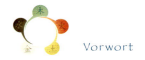

Vorwort

Als ich sieben Jahre alt war, kam ich zum ersten Mal mit den Vorstellungen der Traditionellen Chinesischen Medizin, kurz TCM, in Kontakt. Onkel Wang, der Mann meiner jüngsten Tante, war gestorben – mit gerade einmal 45 Jahren! Meine Verwandten betrauerten ihn sehr, denn er war immer ein freundlicher und hilfsbereiter Mensch gewesen. Meine Mutter trocknete ihre Tränen, seufzte und sagte leise: »Wut schadet der Leber, und Trauer schadet den Lungen. Onkel Wang ist an Trauer gestorben.«

Ihre Worte verwirrten mich. Denn so klein ich war, so wusste ich doch, dass Onkel Wang an Lungenkrebs gestorben war. Was hatte Trauer damit zu tun? Nun, es stimmte jedenfalls, dass er trotz seiner Freundlichkeit ein sehr trauriger Mensch gewesen war. Seine Ehe mit meiner Tante war ein Alptraum gewesen. Außerdem war sein größter Wunsch, Vater zu sein, nicht erfüllt worden. Das Ehepaar hatte keine Kinder bekommen … Doch wie konnte Trauer einen Menschen umbringen? Es ist doch nur ein Gefühl! Diese Gedanken ließen mich nicht mehr los, und ich begann, mich für die Geheimnisse der TCM zu interessieren.

Damals arbeitete ein anderer Onkel, der älteste Bruder meiner Mutter, als Chefarzt im Hauptkrankenhaus unseres Bezirks. Er wohnte praktisch neben uns, nur etwa 200 Meter entfernt. Die Leute in unserem Dorf sprachen gern mit ihm über ihre gesundheitlichen Probleme und Sorgen. Sie gingen einfach am Abend oder am Wochenende zu seinem Haus. Mein Onkel war immer bereit, anderen zu helfen. Deswegen war sein Zuhause ein beliebter Treffpunkt. Auch ich ging gern zu ihm, um zuzuhören und zuzuschauen, wenn er die Leute behandelte. Für ein Kind war sein Gerede über »Qi«, »fünf Elemente« und dergleichen sehr geheimnisvoll und unverständlich. Aber es interessierte mich zugleich sehr.

Als ich älter wurde, begann ich ihn allmählich besser zu verstehen. Er hatte stets all meine Fragen geduldig beantwortet und mir eine Vorstellung von den Prinzipien der alten chinesischen Medizin gegeben.

Das Wissen der Traditionellen Chinesischen Medizin kann alle Lebensbereiche positiv beeinflussen.

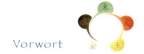

Vorwort

»Qi« und »Elemente« waren keine geheimnisvollen Worte mehr für mich. Ich verstand mittlerweile das Konzept, nach dem der Mensch ein Teil des Universums ist und daher in enger Verbindung mit seiner Umwelt steht. Ich begriff, dass alles, Innerliches wie Äußerliches, im menschlichen Körper zusammenwirkt: Organe, Emotionen, Temperament, Ernährung, Bewegung, Jahreszeiten und so fort. All dies muss miteinander in Harmonie stehen, um ein körperliches und seelisches Wohlbefinden zu erreichen oder zu erhalten.

Den natürlichen Rhythmus leben

Von genau diesen Zusammenhängen möchte ich Ihnen in diesem Buch erzählen und Sie einladen, Ihr Leben nach dem uralten Rhythmus der Jahreszeiten im Sinne der TCM auszurichten. Lassen Sie mich dazu zuerst ein wenig von mir selbst und meinem Weg auf diesem Gebiet erzählen.
2003 zog ich nach Kanton, einer großen Stadt in Südchina, um meine erste Arbeitsstelle anzutreten. In den folgenden sechs Jahren lernte

In einem natürlichen Rhythmus zu leben, hält uns gesund. Die Jahreszeiten geben ihn optimal vor.

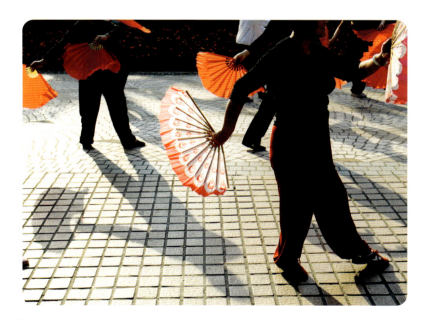

Viele Chinesen praktizieren alltäglich auf den Straßen und in Parks uralte Gesundheitsübungen.

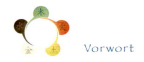 Vorwort

ich die Kultur und den Lebensstil in Kanton kennen und lieben. In dieser subtropischen Provinz ist vieles einzigartig. Essen und Unterhaltung spielen im Alltag eine große Rolle.

Zwei Jahre lang wohnte ich bei einer alten Frau, die allein in einer kleinen Wohnung lebte, nachdem ihr Mann verstorben war. Sie kochte sehr gern und lud mich häufig zum Essen ein. Ihre Kochkunst faszinierte mich: Jeden Tag kochte sie eine andere Suppe als Vorspeise. Ich weiß nicht genau, wie viele Rezepte sie kannte, aber sie erklärte mir immer die Zutaten und die Wirkung der Speisen.

Beides war nicht beliebig. Für jede Jahreszeit hatte sie einen Satz von Rezepten. Sie erklärte mir: »Unser Körper braucht verschiedene Nahrung in den verschiedenen Zeiten, da das Qi der Natur sich unentwegt wandelt. Die Funktion unserer Organe hängt mit den wechselnden Jahreszeiten zusammen, und das Qi des menschlichen Körpers sollte im Einklang mit dem Qi der Natur stehen. Wenn wir darauf achten, können wir einen harmonischen Zustand erreichen.«

Ich zweifelte nie an dem, was sie sagte. Denn ganz sicher hatte sie die Harmonie in ihrem Leben erreicht. Eine solch ruhige, gutmütige und gesunde alte Frau sieht man nur selten. Sie war weder reich noch in einer Karriere erfolgreich, aber sie war vollkommen zufrieden. Mit ihren Freunden sang sie im Park Kanton-Oper oder sie übte Tai Chi und Qi Gong. Ihr Leben war bunt und erfüllt. Sie ist heute über 90 und noch genauso weise und lebendig wie vor zehn Jahren. Inzwischen habe ich viele Bücher über die alte chinesische Medizin gelesen, und vor einigen Jahren konnte ich endlich die Guangzhou Medical School besuchen. Dort habe ich die Grundkenntnisse systematisch studiert und danach in einer Klinik für TCM, der Jianqiang Medical Clinic, gearbeitet.

Dabei bin ich vielen Patienten begegnet. Ich war erstaunt, dass so viele Leute so wenig von der Verbindung zwischen Mensch und Natur verstehen – obwohl das ein wichtiger Teil der chinesischen Kultur ist. Manche suchten die Klinik auf, weil westliche Medikamente nicht gewirkt hatten und sie nun auf eine »Wunderkur« hofften. Die gab es natürlich auch dort nicht. Doch die meisten Patienten waren sehr

Sehr viele Menschen, auch in China, wissen nur sehr wenig von den komplexen Zusammenhängen des Lebens.

Vorwort

überrascht, dass wir aus ihren Symptomen so viel über ihre Gewohnheiten, ihre Beziehung, ihre Arbeit, ihre Ernährung und ihre Gefühle ableiten konnten. All diese Dinge wurden dann bei der Behandlung berücksichtigt, und ab und zu gab es tatsächlich ein Wunder. Auf jeden Fall konnte den meisten Patienten besser geholfen werden als mit Methoden, die die Zusammenhänge nicht berücksichtigen, sondern die Menschen wie eine Maschine reparieren wollen.

Kleine Veränderungen – große Wirkung

Das moderne Leben ist auch in China sehr stressig. Die Menschen arbeiten zu viel und erholen sich zu wenig. Die Menschen, die in den Parks Tai Chi und Qi Gong üben, sind meistens alt. Die Jüngeren wollen lieber um jeden Preis Karriere machen und meinen, dass sie für so etwas keine Zeit haben. Der Chef akzeptiert keine Entschuldigungen, und sie sind ja jung – deshalb ignorieren sie kleine Beschwerden einfach. Langsam werden dann aus kleinen Beschwerden größere Probleme. Dann ist es manchmal schon so weit, dass nur noch drastische Maßnahmen, starke Medikamente oder Operationen helfen können. Wenn die Harmonie aus dem Leben verbannt wird, wird man nicht nur körperlich, sondern auch seelisch krank. Und all das, was ich eben beschrieb, gilt für Europa natürlich genauso.

Wenn man darauf achtet, im Einklang mit der Umwelt zu leben, kann man viele Probleme vermeiden. Das ist es auch, was Ihnen dieses Buch vermitteln will: wie Sie Probleme vermeiden und ihnen vorbeugen können. Ich möchte Ihnen dabei helfen, mehr Harmonie in Ihr Leben zu bringen, damit Sie Ihre Gesundheit erhalten oder schneller gesund werden, damit Sie lange und zufrieden leben.

Es lohnt sehr, sich mit den ganzheitlichen Sichtweisen auf die eigene Gesundheit zu befassen, so wie es Ihnen dieses Buch nahebringen will.

Kleine Geheimnisse zur Vorbereitung

Der Wechsel zwischen Yin und Yang durch die vier Jahreszeiten
ist die Grundlage des Wachstums und Wohlergehens aller Lebewesen.
Daher stärkt der Weise sein Yang-Qi im Frühling und Sommer,
sein Yin-Qi im Herbst und Winter, um im Einklang mit
den grundlegenden Gesetzen der Natur zu leben.
So entwickelt er sich in Harmonie, wie die Natur.

Aus »Die Medizin des Gelben Kaisers« von Huang Di

Kleine Geheimnisse zur Vorbereitung

Das Wesen der TCM für den Alltag

Allein über die Grundkenntnisse der Traditionellen Chinesischen Medizin kann man ein dickes Buch schreiben. Und es gibt ja auch schon viele gute, dicke Bücher. Doch sogar ein gelernter und geübter Praktiker wird nicht behaupten, alles zu wissen und zu verstehen. Das System ist – wie unser menschlicher Körper und allgemein die Natur – sehr komplex. Deswegen möchte ich in diesem Buch gar nicht erst versuchen, Ihnen die komplette Theorie zu vermitteln. Uns soll es eher um die gelebte Praxis und den gesunden Alltag gehen. Ein paar Konzepte muss und möchte ich Ihnen dabei natürlich vorstellen, damit Sie eine Idee davon bekommen, wie die TCM das »große Bild«, nämlich die Prinzipien der Natur, und das »kleine Bild«, nämlich den menschlichen Körper, betrachtet.

Osten oder Westen, was ist am besten?

Meiner Meinung nach gibt es keine schlechte Heilkunde, sondern nur neben den guten auch einige schlechte Ärzte und Praktiker.

Man neigt dazu, Schulmedizin und alternative Heilkunde, zu der man in Europa auch die TCM zählt, als Gegensätze zu betrachten. Aber in Wirklichkeit widersprechen sie sich in der Regel überhaupt nicht. Es wird sehr viel Negatives über radikale Behandlungsmethoden wie Operationen oder Antibiotika gesagt und von der Unmenschlichkeit der Apparatemedizin gesprochen. Auf der anderen Seite stehen manche Wissenschaftler auf dem Standpunkt, dass die Effekte der Naturheilkunde nicht zu beweisen und deshalb nur Scharlatanerie wären. Es kommt aber immer auf die an, die die Methoden anwenden.
TCM hat in China vielen Menschen das Leben gerettet und in schweren Zeiten große Teile des Volkes versorgt, die keinen Zugang zu modernen Kliniken hatten. Aber wie jedes medizinische System hat auch sie ihre Beschränkungen. Wenn man beispielsweise unter einem akuten Herzinfarkt leidet, muss man so schnell wie möglich ins Krankenhaus und mit moderner westlicher Medizin behandelt werden – alles andere wäre verantwortungslos.

Das Wesen der TCM für den Alltag

TCM hingegen leitet Sie an, mit mehr Aufmerksamkeit zu leben, sodass Sie erst gar keinen Herzinfarkt erleiden. Oder sie hilft Ihnen nach einem Herzinfarkt, Ihre Gesundheit wieder vernünftig aufzubauen. Es gibt viel Anlässe, wo der Schulmediziner sagt: »Es tut mir leid, aber Sie müssen mit Ihren Beschwerden leben.« Oder: »Die Nebenwirkungen sind zwar stark, anders geht es aber leider nicht.« Ein TCM-Praktiker kann Ihnen aber oftmals auch in solchen Fällen helfen, Ihre Probleme zu lösen.

Von beidem das Beste

Dieser Schluss scheint mir angebracht: Schulmedizin und TCM ergänzen sich gegenseitig. Heutzutage haben die meisten TCM-Praktiker (zumindest in China, aber häufig ebenso im Westen) auch eine Ausbildung in westlicher Schulmedizin. So können sie sehr gut entscheiden, was für eine Therapie ein Patient braucht. Wir fokussieren uns hier in diesem Buch auf die enormen Vorteile, die uns die TCM in ihrer alltagspraktischen Anwendung schenken kann.

Misstrauen und Vorurteile der sogenannten alternativen oder der Schulmedizin gegenüber sagen nichts über die Vorteile beider.

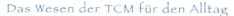

Die TCM-Experten bereiten die Heilmittel für ihre Patienten oft selbst zu.

Kleine Geheimnisse zur Vorbereitung

Zu diesem Buch

Es geht in diesem Buch um »den Rhythmus der Jahreszeiten«. Laut der TCM wird der Sommer in zwei Jahreszeiten, Sommer und Spätsommer, unterteilt. Daher haben wir fünf Jahreszeiten. Jede davon wird hier, nach einer Einführung in die TCM in diesem ersten Kapitel, separat präsentiert. Jedes der fünf umfassenden Jahreszeitenkapitel ist in der gleichen Weise aufgebaut und besteht aus folgenden Teilen: Fallbeispiel, Analyse der Beschwerden und praktischer Teil zur Auflösung der Beschwerden und der optimalen Unterstützung des Körpers in dieser Jahreszeit.

Sie können natürlich direkt den Teil aufschlagen, in dem die aktuelle Jahreszeit behandelt wird. Wenn Sie aber ein besseres Verständnis haben wollen, sollten Sie das Buch komplett lesen. Mein Ziel ist nicht, dass Sie nur ein paar Übungen oder Rezepte lernen, sondern dass Sie ein neues Gefühl, eine neue Perspektive und eine neuartige Achtsamkeit für Ihren Körper entwickeln. Dazu brauchen Sie zwar keine professionellen Kenntnisse der überlieferten chinesischen Medizin und Philosophie, aber ein Grundwissen ist sehr hilfreich.

Dieses Buch lädt Sie ein, sich lesend und probierend auf die tieferen Geheimnisse der TCM einzulassen.

Was ist, wenn Sie am Anfang nicht alles verstehen?

Es macht gar nichts, wenn Sie am Anfang nicht gleich alles verstehen. Das System der TCM ist sehr komplex, und die Denkweise unterscheidet sich stark von der westlichen. Wenn Sie einfach weiterlesen, kommt das Verständnis bald wie von selbst. Chinesische Medizin geht nicht so »ohne Umschweife« vor wie die Schulmedizin. Wir Menschen werden darin nicht nur als sichtbares Material, das aus Zellen besteht, gesehen. Was eine entscheidende Rolle für das Wohlbefinden spielt, sind nach der chinesischen Betrachtung eben nicht die sichtbaren Teile, sondern das Qi, die Lebensenergie, die nicht nur in unserem Körper, sondern im ganzen Universum fließt. Auf diese Weise sind wir mit der Natur und ihren Rhythmen eng verbunden.

Zu diesem Buch

Gesunde Bescheidenheit

Wer traut sich schon zu sagen, dass er alles über das Universum, die Natur und den Menschen weiß? Niemand! Auch ein erfahrener Praktiker der TCM muss immer weiter lernen. Andererseits sagt man bei uns in China: »Kleines Verständnis bewirkt große Wunder.« Sie müssen ja keine Diagnosen stellen, keine Laboruntersuchungen machen oder Operationen durchführen. Sie pflegen einfach Ihren Körper, gleichen Ihre Schwächen aus, passen sich den Erfordernissen der Jahreszeiten an und beugen Erkrankungen vor. Wenn Sie schon sehr krank sind, müssen Sie natürlich einen Arzt aufsuchen.

Jahreszeiten, Elemente, Organe und so weiter gehören nach der Sichtweise der TCM funktionell zusammen.

Die Fallbeispiele

Im diesem Buch finden Sie viele Fallbeispiele, durch die Sie die Wesensart unterschiedlicher Menschen und ihre Beschwerden kennenlernen. Wenn ich nur theoretisch über »Nieren-Qi«, »Yin-Störung« und Ähnliches sprechen würde, könnte das zunächst nicht nur ungewohnt für das westliche Denken sein, sondern auch schwer zuzuordnen. Aber wenn Sie eine Geschichte lesen, können Sie einfach vergleichen, ob Sie ähnliche Situationen, Emotionen und körperliche Reaktionen in Ihrem Leben kennen und ob sie Ihnen ähnliche Beschwerden brachten.

Es ist sehr wichtig, dass Sie vor allem sich selbst kennenlernen: Was für ein Typ sind Sie? Was für eine Persönlichkeit haben Sie? Tun Sie gerade etwas, das Ihrer Gesundheit schadet – und das mehr, als Sie glauben? Anhand von Beispielen konkreter Menschen und Anlässe können Sie auch einen tieferen Blick auf sich selbst werfen. Die Beispiele kommen aus dem deutschsprachigen Raum und aus China, sie beschreiben Männer ebenso wie Frauen.

Kleine Geheimnisse zur Vorbereitung

Wichtig zu wissen ist dabei, dass alle beschriebenen Störungsbilder sowohl im Osten als auch im Westen vorkommen können, ebenso wie sie bei Frauen und Männer auftauchen können. Wenn eine Beschwerde an einer Frau erklärt wird, kann auch ein Mann betroffen sein – und umgekehrt. Geschlechtsspezifische Probleme, wie Impotenz oder Unregelmäßigkeiten der Menstruation, betreffen naturgemäß nur eines der Geschlechter, die ursächliche Störung aber liegt wieder bei beiden gleichermaßen vor.

Fallbeispiele helfen Ihnen, sich selbst leichter im Geschilderten zu erkennen und damit Ihre Lebensart in Harmonie zu bringen.

Die Erklärung der Beschwerden

Nach den erzählten Fallbeispielen werden die dort auftauchenden Beschwerden erklärt. Ich gehe dabei sehr detailliert, aber schrittweise vor. Ab und zu wiederhole ich einen Zusammenhang aus unterschiedlichen Blickwinkeln, damit Sie die Hintergründe besser verstehen können. Wenn Sie bislang noch nie etwas von chinesischer Medizin gehört haben sollten, könnte die Theorie für Sie vielleicht wie eine Fremdsprache klingen. Wenn Sie sich nicht so sehr dafür inter-

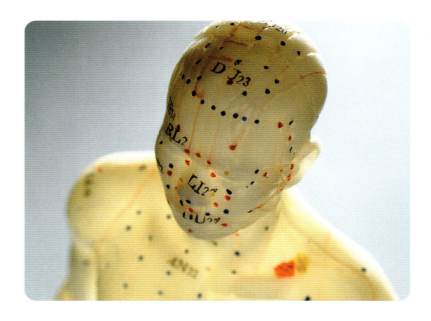

In China kennt man ein komplexes System von Meridianen und Meridianpunkten auf dem menschlichen Körper.

essieren, können Sie diesen Teil auch jeweils überspringen und gleich zum praktischen Teil übergehen, insbesondere zu den Bewegungsübungen. Dennoch ist es empfehlenswert, wenn Sie sich später doch noch einmal in Ruhe dem Theorieteil widmen. Denn auch die richtigen Übungen, Lebensmittel oder zu massierenden Meridianpunkte finden Sie dann am besten, wenn Sie genau wissen, gegen welche Störung Sie vorgehen wollen.

Keine Sorge: Die Erklärungen sind insgesamt überhaupt nicht kompliziert. Es kann nur eben sein, dass Sie einen Anlauf mehr brauchen, um das System zu verstehen.

Sobald die ersten Aha-Erlebnisse da waren, wird das Verstehen gleich sehr viel leichter und rascher gehen.

Die praktischen Anregungen

Bevor ernsthafte Störungen auftauchen, können Sie ihnen mit ein wenig Aufmerksamkeit auf Ihren Körper und die Qualität der aktuellen Jahreszeit vorbeugen. Und auch wenn es Störungen gibt, die noch nicht so weit fortgeschritten sind, dass sie wirkliche Krankheiten geworden sind, können Sie Ihren Körper wieder in Ordnung bringen. In jedem Kapitel gibt es dafür einen ausführlichen Praxisteil mit vielfältigen Anregungen, wie Sie sich im Alltag pflegen, bewegen und nähren können. Mit vernünftigen Essgewohnheiten, moderatem Sport und gegebenenfalls einer emotionalen Umstellung behalten Sie die Balance oder stellen sie neu her.

Was aber machen Sie, wenn Sie keine Zeit haben, um alle vorgeschlagenen Rezepte, Übungen und Meridianmassagen anzuwenden? Machen Sie sich jedenfalls keine Sorgen. Sie können sich einfach ein oder zwei Dinge aussuchen, die mit Ihrem Lebensplan gut vereinbar sind. Wichtig ist, dass Sie Willenskraft und Geduld aufbringen, die Übungen, die Sie auswählen, dann auch wirklich durchzuführen. Es schadet nicht, wenn Sie mehrere Aktivitäten in Ihr Leben aufnehmen – aber übertreiben Sie nicht. In China sagen wir: »Kleines Bächlein fließt lang.« Und genau so sollten wir auch mit unseren Kräften umgehen: Wenn wir gut mit ihnen haushalten, dann halten sie lange vor und bringen uns weit. Seien sie anfangs auch noch so klein.

Kleine Geheimnisse zur Vorbereitung

> **Abwechslung auf dem Speiseplan**
>
> Ganz wichtig ist, dass eine gesunde Ernährung im Alltag vielfältig ist. Sie sollte durch die Jahreszeiten hindurch immer wieder umgestellt werden, aber das heißt nicht, dass Sie in einer bestimmten Jahreszeit ausschließlich dies oder jenes essen sollten. Unser Körper braucht das ganze Jahr über Vitamine, Spurenelemente und so weiter für seine Funktion. So empfiehlt es sich zum Beispiel, im Frühling viel grünes Gemüse, aber gleichzeitig auch Fleisch, Fisch, Milch und vieles andere zu essen. Nur mit ausgewogener Abwechslung können wir unsere Gesundheit bewahren. Die Vorschläge, die Sie in den einzelnen Kapiteln finden, dienen daher der Orientierung, was jetzt besonders gut ist und den Speiseplan ergänzen sollte.

Ernährung ist ein ganz wesentlicher Faktor eines harmonischen und gesunden Lebens.

Harmonisch durchs Jahr

Dieses Buch leitet Sie ganz praktisch an, sich in Ihrem Alltag den sich verändernden Gegebenheiten in der Natur anzupassen. Denn auch Ihr Körper ist ein Stück Natur und möchte in der Hitze des Sommers andere Dinge als mitten im kalten, dunklen Winter: andere Verhaltensweisen, andere Schlafgewohnheiten, Aktivitäten und Lebensmittel. An all den Anregungen in den Praxisteilen können und sollten Sie sich daher nicht nur orientieren, wenn Sie die beschriebenen Beschwerden haben. Sie sind ebenso hilfreich, wenn Sie sich rundum gesund und ausgeglichen fühlen. Sie helfen Ihnen dann sicherlich, besser zu verstehen, warum es Ihnen so gut geht – und unterstützen Sie, dass das auch so bleibt.

Die Beschwerden, die anhand der Fallbeispiele untersucht werden, sind für die jeweilige Jahreszeit besonders typisch. Nun kann es aber natürlich sein, dass Sie sich in den Störungsbildern wiedererkennen, aber die Probleme zu einer ganz anderen Jahreszeit aktuell sind. Die Organe können zu jeder Zeit unter ungünstigen Bedingungen angegriffen werden. Die Leber kann auch im Winter und das Herz im Frühling Probleme verursachen. Die Beschwerden müssen dann natürlich unmittelbar behandelt werden. Die Lebensmittel, Meridianpunkte und Übungen gegen bestimmte Beschwerden sind in jeder Jahreszeit wirksam. Nutzen Sie sie also, wann immer Störungen spürbar werden, und sorgen Sie zudem dafür, mithilfe der Anregungen dieses Buches in der Harmonie der Jahreszeiten zu leben. Nur wenn Sie sich in jeder Jahreszeit um das Organ, das aktuell »dran« ist, kümmern, können Sie Disharmonien, die Problemen zugrunde liegen, wirklich ausgleichen und weitere Erkrankungen vermeiden. Vorbeugung ist nicht von ungefähr der Hauptzweck der Traditionellen Chinesischen Medizin.

Das uralte Wissen der TCM können Sie nicht nur nutzen, wenn Sie bereits Beschwerden haben, sondern auch vorbeugend.

Die fünf Elemente

Beginnen wir mit den Grundlagen des Denkens in der chinesischen Medizin. Dazu möchte ich Ihnen eine Familie vorstellen: die Maiers. Herrn Maier, Frau Maier, Frau Maiers Mutter, den Sohn von Herrn Maier – und Tim, den Hund. Herr Maier hatte wieder geheiratet, nachdem seine erste Frau vor zehn Jahren starb. Er, seine neue Frau und sein Sohn Fabian aus der ersten Ehe wohnen in dem kleinen Haus, das Frau Maier geerbt hat. Auch Frau Maiers Mutter, die alle Großmutter nennen, obwohl sie gar keine Großmutter ist, und der ebenfalls ein Teil des Hauses gehört, wohnt dort. Die Familie hat ein Haustier, einen Golden Retriever namens Tim.

Das Nähren

Großmutter ist die Mutter von Frau Maier. Sie hat sie geboren und großgezogen. Sie liebt ihre Tochter sehr und ist ihr eine gute Zuhörerin, vor allem wenn sie Sorgen hat. Sie hat eine »nährende Verbindung« zu ihrer Tochter.

Kleine Geheimnisse zur Vorbereitung

> Menschen in einem Familienverband unterstützen sich meistens auf eine differenzierte Weise gegenseitig.

Frau Maier hat das Leben von Herrn Maier dramatisch verändert. Er war nach dem Tod seiner ersten Frau sehr traurig und depressiv. Frau Maier hat ihm neue Hoffnung gegeben und sich um ihn gekümmert. Sie hat eine »nährende Verbindung« zu ihrem Mann.

Herr Maier liebt seinen Sohn Fabian sehr. Er war für lange Zeit die einzige Bezugsperson für das Kind, und Herr Maier arbeitet sehr hart, um ihm alles bieten zu können. Er hat eine »nährende Verbindung« zu seinem Sohn.

Fabian liebt Tiere. Vor allem aber seinen Hund Tim. Seit vier Jahren kümmert er sich liebevoll um ihn. Er führt Tim aus und spielt sehr gern mit ihm. Tim ist für ihn der beste Hund der Welt. Er hat eine »nährende Verbindung« zu seinem Hund.

Tim nun wieder ist Großmutter eine große Hilfe, weil sie an starken Schmerzen in ihren Hüftgelenken leidet. Tim holt ihr Dinge, macht die Tür auf für Besucher und ist immer da für sie, wenn sonst niemand im Haus ist. Ohne Tim wäre das Leben für Großmutter nur halb so schön. Tim hat eine »nährende Verbindung« zu Großmutter. So unterstützen sich die Mitglieder der Familie gegenseitig.

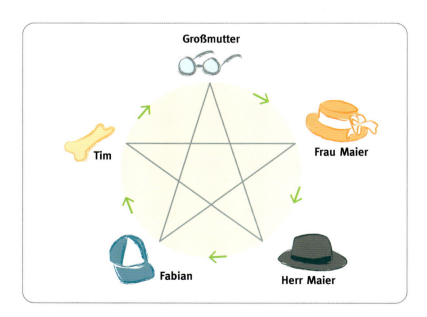

Die Grafik zeigt, wer wen in der Familie Maier unterstützt.

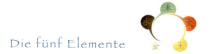

Die fünf Elemente

Das Kontrollieren

Aber das ist nicht alles. Fabian wird von Großmutter sehr verwöhnt. Sie tanzt nach seiner Pfeife. In gewisser Weise »kontrolliert« Fabian Großmutter. Er hat eine »kontrollierende Verbindung« zu ihr.

Frau Maier ist das gar nicht recht. Sie ist ziemlich streng mit Fabian. Sie glaubt, dass ihre Mutter und ihr Mann zu nachsichtig mit dem Jungen sind. Sie hat eine »kontrollierende Verbindung« zu ihrem Stiefsohn.

Sie hat auch schon immer Angst vor Hunden gehabt. Als sie ein Mädchen war, wurde sie von einem Hund gebissen. Tim hat sie immer ein bisschen beunruhigt. Das heißt, dass Tim eine gewisse Macht über sie hat. Er hat eine »kontrollierende Verbindung« zu Frau Maier.

Tim weiß, wer der Chef der Familie ist. Er hat besonderen Respekt vor Herrn Maier und benimmt sich vor ihm immer besonders gut. Herr Maier hat eine »kontrollierende Verbindung« zu Tim.

Herr Maier wiederum fühlt sich von Großmutter ein wenig in die Enge getrieben. Er kann es spüren, dass er ihre Ansprüche an einen

Nicht nur nährende, sondern auch kontrollierende Beziehungen machen ein Familiensystem aus.

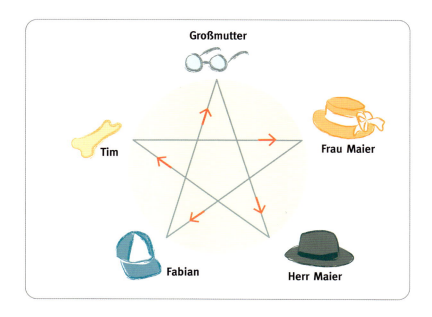

In dieser Grafik sind die kontrollierenden Verbindungen innerhalb der Familie Maier dargestellt.

Schwiegersohn nicht ganz erfüllt. Er achtet sehr vorsichtig darauf, die alte Frau nicht zu beunruhigen. Großmutter hat eine »kontrollierende Verbindung« zu Herrn Maier.

Das Gleichgewicht des Systems

Schon um die Harmonie in einer kleinen Familie zu bewahren, wird viel von jedem Einzelnen verlangt: Sie müssen ihre Aufgabe erfüllen, um die anderen zu unterstützen. Wenn einer scheitert, kommt das Ganze aus dem Gleichgewicht.

Wenn zum Beispiel Frau Maier sehr krank würde, könnte sie sich nicht mehr um ihren Mann und den Haushalt kümmern. Herr Maier würde sich viele Sorgen machen und könnte sich nicht auf seine Arbeit konzentrieren. Das Kind würde von seinem Vater vernachlässigt, weil er einfach nicht genug Zeit für ihn hätte. Wenn Fabian vernachlässigt würde, wäre er traurig und besorgt. Er hätte keine Lust mehr, mit Tim zu spielen. Tim würde die Stimmung spüren und auch depressiv werden. Er wäre nicht mehr so aktiv und hätte nicht mehr

Systeme sind sehr sensibel, wie wir auch aus der Ökologie wissen.

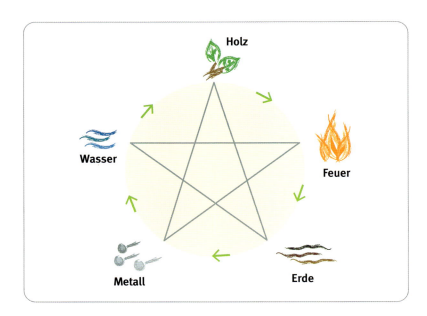

Auch die Elemente nähren einander in einer bestimmten Weise.

so viel Energie, um Großmutter zu Diensten zu sein. Ohne die Unterstützung von Tim würde aber das Leben von Großmutter sehr unbequem. Sie würde langsam ungeduldig und beunruhigt, und ihr Benehmen gegenüber ihrer Tochter würde sich verändern. Das wiederum würde Frau Maier so sehr belasten, dass sie sich nicht richtig erholen könnte.

Alle in einem Verband müssen sich auch etwas zurückhalten, um die anderen nicht in ihrer Entfaltung zu unterdrücken.

Von der Familie zum Universum

Schauen wir jetzt auf ein größeres Bild: das Universum. Es besteht nach Ansicht der TCM aus fünf Elementen: Wasser, Feuer, Holz, Erde und Metall. Diese Elemente sind natürlich nicht Elemente im chemischen Sinn, sondern Prinzipien, die sich auf unterschiedlichste Art und Weise in allen Lebensbereichen ausdrücken. Die Bewegungen dieser Elemente und ihre Wechselwirkungen verursachen alle Entwicklungen und Wandlungen im Universum.

Die fünf Elemente, genau wie die Mitglieder der Familie Maier, unterstützen und fördern sich gegenseitig. Holz erzeugt Feuer, wenn es

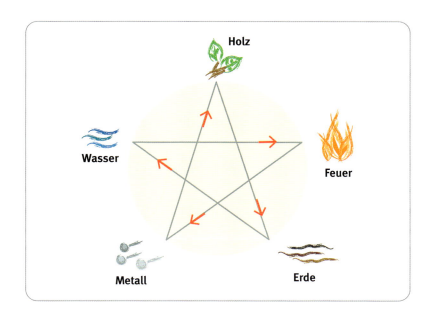

Die Elemente kontrollieren einander auch.

verbrannt wird. Feuer erzeugt aus dem Verbrannten Erde. Erde liefert Metall. Metall fängt das Wasser auf, das zu Boden fällt. (Dazu muss man wissen, dass Gestein in der chinesischen Antike dasselbe war wie Metall.) Wasser nährt das Wachstum des Holzes.

Andererseits kontrollieren die fünf Elemente sich gegenseitig. Feuer schmilzt Metall. Metall schneidet Holz. Holz laugt die Erde aus. Erde blockiert den Fluss des Wassers. Wasser löscht Feuer aus. Der Balance zwischen den fünf Elementen entspricht die Harmonie.

Die Elemente im Körper

Jedes Element besitzt verschiedene Eigenschaften, die sowohl mit der Umwelt als auch dem menschlichem Körper verbunden sind. Jeder Geschmack, jede Farbe, jede Jahreszeit, jedes Gefühl, jedes Organ und so weiter teilen ihre Eigenschaften mit einem Element. Auch all diese Dinge beeinflussen einander.

Daher müssen die Organe, die Jahreszeiten, die Geschmacksrichtungen, die Farben und die Gefühle in Einklang miteinander stehen, um die Harmonie im Körper zu bewahren. Aus dieser Betrachtung ergibt sich ein komplexes System von Zusammenhängen, die in allen Fragen von Gesundheit und Krankheit eine Rolle spielen.

> Wenn eines der Elemente zu schwach oder zu stark ist, verschiebt sich die Balance, und alle anderen Elemente sind betroffen.

Die fünf Zang- und die fünf Fu-Organe

Die fünf Zang-Organe werden als Yin-Organe und die fünf Fu-Organe als Yang-Organe angesehen. Die Zang- und Fu-Organe sind dabei nicht dasselbe wie die Organe in der Schulmedizin. Sie sind mehr als anatomische Gewebe, die aus Zellen bestehen. Zang- und Fu-Organe sind eher funktionelle energetische Prozesse, die zusammen für die Harmonie des Körpers sorgen. Das Gleichgewicht zwischen den Zang- und den Fu-Organen oder den Yin- und Yang-Organen verspricht Wohlbefinden.

Die fünf Zang- und die fünf Fu-Organe

Yin und Yang

Diese beiden bilden die grobe Zweiteilung aller existierenden Dinge. Alles, was hell, warm, aufsteigend, hart, beweglich ist, gehört zum Yang. Alles, was dunkel, kalt, absteigend, sanft, unbeweglich ist, gehört zum Yin.

Zum Beispiel: Die Sonne brennt und strahlt, deswegen ist sie Yang. Der Mond strahlt weder von sich selbst Licht aus noch gibt er Hitze ab, deswegen ist er Yin. Der Berg strebt empor und ist hart und steinig, deswegen ist er Yang. Das Wasser fließt hinab und ist sanft, deswegen ist es Yin.

Yin und Yang sind nicht voneinander getrennt. Sie ergänzen sich stets: Wenn Yang schwächer wird, wird Yin stärker und umgekehrt. Alles ist im Fluss und in unentwegter Wandlung begriffen. Meistens enthält Yang daher auch Yin und umgekehrt. Sie können sich auch ineinander verwandeln.

In der Medizin sind zwei Faktoren besonders wichtig: Yang-Qi ist hart, erwärmend und stimulierend, Yin-Qi ist sanft, kühlend und beruhigend.

Yin und Yang: Diese Begriffe sind heute auch im Westen schon recht gebräuchlich. Es ist faszinierend, in die Tiefe ihrer Bedeutung einzutauchen.

Die Unterteilung der Organe

Die Zang-Organe sind die »festen« Organe, nämlich: Leber, Herz, Milz, Lunge und Niere. In diesem Buch konzentrieren wir uns auf die Zang-Organe, weil sie für die vitale Funktion des Körpers sorgen. Die Fu-Organe sind die Hohlorgane, nämlich: Gallenblase, Dünndarm, Magen, Dickdarm und Blase.

Jedes Zang-Organ ist mit einem Fu-Organ gepaart. Leber und Gallenblase, Herz und Dünndarm, Milz und Magen, Lunge und Dickdarm, Niere und Blase sind die fünf Paare. Die Bewegungen zwischen den Paaren stellen die Balance des Körpers her.

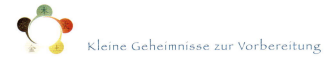

Kleine Geheimnisse zur Vorbereitung

Die Zang- und Fu-Organe und die dazugehörigen Elemente in ihren nährenden und kontrollierenden Einflüssen aufeinander.

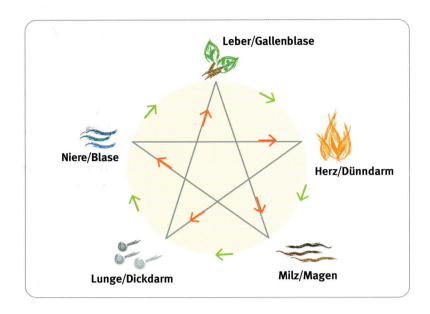

Zudem entspricht jedes Paar einem Element:
- Leber/Gallenblase: Holz
- Herz/Dünndarm: Feuer
- Milz/Magen: Erde
- Lunge/Dickdarm: Metall
- Niere/Blase: Wasser

Genau wie die Elemente sind auch die Organe miteinander verbunden. Sie nähren und kontrollieren einander. Die Verhältnisse zwischen ihnen sind genau die gleichen wie die zwischen den entsprechenden Elementen.

Komplexe Wechselwirkungen

Jetzt wird es etwas komplizierter. Doch letztlich begegnen wir hier den gleichen Kreisläufen wie bei Familie Maier:
- Die Niere (Wasser) nährt die Leber (Holz), und die Leber nährt ihrerseits das Herz (Feuer). Übermäßiges Lungen-Qi (Metall) unterdrückt die Leber.
- Die Leber (Holz) nährt das Herz (Feuer), und das Herz nährt die Milz (Erde). Übersteigendes Nieren-Qi (Wasser) schadet dem Herzen.
- Das Herz (Feuer) nährt die Milz (Erde), und die Milz nährt die Lunge (Metall). Übersteigendes Leber-Qi (Holz) schadet der Milz.

Das Qi und die Meridiane

- Die Milz (Erde) nährt die Lunge (Metall), und die Lunge nährt die Niere (Wasser). Übersteigendes Herz-Qi (Feuer) unterdrückt die Lunge.
- Die Lunge (Metall) ernährt die Niere (Wasser), und die Niere ernährt ihrerseits die Leber (Holz). Übermäßiges Milz-Qi (Erde) schadet den Nieren.

Beschwerden in einem Körperteil können also von einem weit entfernten anderen Teil kommen. Die Probleme in einem Organ können von einem anderen Organ verursacht werden, da alle eine funktionelle Einheit bilden. Wie genau sind alle Organe und Körperteile als eine Einheit verbunden? Durch das Qi und die Meridiane.

Das Qi und die Meridiane

Qi wird oft als »Vitalenergie« oder »Lebenskraft« übersetzt. Eigentlich ist es aber kaum in eine westliche Sprache zu übersetzen, da es so sehr mit der chinesischen Kultur und vor allem der chinesischen Medizin verbunden ist, dass es keine Entsprechung in anderen Kulturkreisen gibt. Qi ist einer der essenziellen »Stoffe«, aus denen der menschliche Körper besteht und die für seine Vitalität sorgen. Wenn sich Qi sammelt, bildet sich der physische Körper; wenn Qi sich zerstreut, stirbt er. Gesundheit und Wohlbefinden resultieren aus einem harmonischen Qi.

Leitbahnen für das Qi

Im menschlichen Körper fließt das Qi in Leitbahnen, die Meridiane heißen. Die zwölf Hauptleitbahnen, jeweils links und rechts im

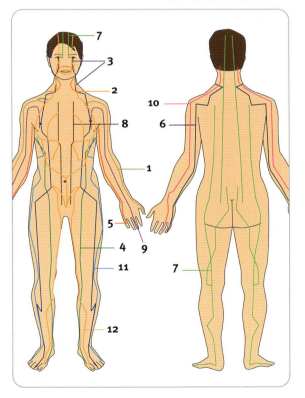

Die zwölf Meridiane im menschlichen Körper.
1 – Lungen-Meridian
2 – Dickdarm-Meridian
3 – Magen-Meridian
4 – Milz-Meridian
5 – Herz-Meridian
6 – Dünndarm-Meridian
7 – Blasen-Meridian
8 – Nieren-Meridian
9 – Herzbeutel-Meridian
10 – Dreifacher Erwärmer
11 – Gallenblasen-Meridian
12 – Leber-Meridian

Körper, sind miteinander zu einem Kreislauf verbunden. Gerade haben wir über fünf Zang- und fünf Fu-Organe gesprochen. Warum gibt es dann aber zwölf und nicht zehn Meridiane? Der Herzbeutel wird in der TCM als ein eigenes Organ angesehen. Es ist mit San-Jiao, oder auf Deutsch dem »Dreifachen Erwärmer«, gepaart. Zu ihnen gehören die zwei weiteren Bahnen. Da sie in diesem Buch kaum eine Rolle spielen, werden wir sie nicht weiter beachten.

Sechs der Meridiane sind Leitbahnen der Yin-Organe. Ihre Energie steigt nach oben. Die sechs anderen Meridiane sind Leitbahnen der Yang-Organe; ihre Energie ist absteigend. Jedes Yin-Organ ist, wie Sie bereits wissen, mit einem Yang-Organ gepaart. Die Bewegung von Yin- und Yang-Meridianen müssen ausgeglichen koordiniert sein, damit das Qi im Körper reibungslos fließen kann.

> Krankheitssymptome werden in der TCM immer als Anzeichen einer Störung im Qi-Fluss angesehen.

Anfällig für Störungen

Tatsächlich arbeiten die Meridiane leider nicht immer so gut zusammen. Stellen wir uns vor: Die zwölf Meridiane funktionieren wie zwölf verbundene Leitungen, von denen jede einen eigenen Motor hat, um das Wasser weiterzutransportieren. Sechs Motoren pumpen das Wasser aufwärts, sechs Motoren saugen es nach unten. Sie bilden sechs Paare, es geht immer hinauf und hinab, und sie alle müssen zusammenarbeiten, um das Wasser in den Leitungen kreisen zu lassen. Wenn etwas in einer Leitung nicht stimmt, werden die anderen Leitungen im Laufe der Zeit mit betroffen sein. Das Wasser kann sich stauen oder verloren gehen, oder die Motoren können eine Fehlfunktion haben – der Fluss des Qi läuft nicht mehr problemlos.

Genau wie das Wasser in diesen Leitungen kann auch das Qi im Körper ins Stocken geraten. Es kann ein Mangel auftreten, es kann stagnieren, es kann nicht mehr angetrieben werden und nur noch schwach fließen, es kann im Überfluss vorhanden sein oder zu stark angetrieben werden und einen Stau erzeugen.

Das Qi kann wie im Kasten auf Seite 25 beschrieben zwei Formen annehmen: Yin-Qi und Yang-Qi. Yin-Qi ist sanft und beruhigend, Yang-

Das Qi und die Meridiane

> **Erreger**
>
> In der Schulmedizin werden vor allem Bakterien und Viren zu den Krankheitserregern (Pathogenen) gezählt. In der TCM gelten außerdem alle ungünstigen Umweltfaktoren, zum Beispiel Kälte, Hitze, Wind, Feuchtigkeit und Nässe, als Pathogene. Sie können nicht nur über Mund und Nase, sondern auch über die Haut in den Körper eindringen. Überdies gibt es noch seelische Pathogene, wie Wut oder Angst, die über die Sinnesorgane oder durch die Eigentätigkeit des Gehirns wirksam werden.
>
>

Qi ist stark und stimulierend. Die Bewegungen zwischen beiden fungieren als der Motor in jeder Bahn. Ein Mangel an Yang-Qi führt zu Schwäche, ein Mangel an Yin-Qi führt zu Unruhe. Es gibt zahlreiche Erreger, die Qi-Störungen der unterschiedlichsten Art verursachen können, wie auch der Kasten oben zeigt.

Komplexe Vielfalt

Ein Wasserleitungssystem kann von Chemikalien verseucht, von Abfall verstopft, von Hitze geschmolzen oder mittels einer Axt durchbrochen werden. Wir Menschen sind viel komplizierter aufgebaut und daher von viel mehr ungünstigen Bedingungen bedroht. In diesem Buch werden selbstverständlich nicht alle Störungen diskutiert, sondern nur die, die häufig vorkommen und auch vom medizinischen Laien leicht erkannt werden können.

Manche Bezeichnungen für die Störungen mögen Ihnen vielleicht seltsam erscheinen. Lassen Sie sich nicht davon abschrecken. Sie brauchen nur ein wenig mit den Begriffen vertraut zu werden, dann werden Ihnen Bezeichnungen wie »kalte Feuchtigkeit in der Milz« oder »Mangel an Nieren-Yin-Qi« unmittelbar einleuchten.

Es gibt eine so große Menge von Störungen, dass man viele tausend Seiten bräuchte, um zusammenzufassen, was wir bisher darüber wissen.

Kleine Geheimnisse zur Vorbereitung

Die fünf Jahreszeiten

Laut der TCM gibt es statt der im Westen üblichen vier gleich fünf Jahreszeiten: Frühling, Sommer, Spätsommer, Herbst und Winter. Da sich die Natur innerhalb der Sommerzeit auffallend wandelt, ist der Sommer in zwei Teile geteilt, wobei der Spätsommer nur einen Monat dauert: Diese Zeit entspricht weitgehend dem August. Es gibt zwar allgemeine Prinzipien, die für beide Jahreszeiten gelten, aber die Entwicklung der Natur und deren Qi verlangen eine Umstellung der Gewohnheiten im Alltag, wie Sie dann in den entsprechenden Kapiteln sehen werden. Da die Natur sich nicht per Datumswechsel ändert, ist es nicht sinnvoll und nicht nötig, exakte Monate für die Jahreszeiten anzugeben.

Der Mensch ist ein Teil des Universums, wie alle anderen Wesen. Jeder Mensch in sich ist auch wieder ein kleines Universum, in dem die verschiedenen Körperteile koexistieren. Um unser Wohlbefinden zu erhalten, müssen wir die Verbindungen zwischen uns und dem Universum und die Balance zwischen den unterschiedlichen Körperteilen berücksichtigen. Die Natur verändert sich während der fünf Jahreszeiten, und unser Körper verändert sich mit ihr. Nur wenn wir darauf achten, können wir inneres Gleichgewicht und Harmonie erreichen.

Balance ist das Zauberwort für die Gesundheit im Sinne der TCM.

Auch jede Jahreszeit hat Eigenschaften, die einem der fünf Elemente entsprechen.

- Frühling: Holz
- Sommer: Feuer
- Spätsommer: Erde
- Herbst: Metall
- Winter: Wasser

Deshalb werden die Zang-Organe von den Jahreszeiten stark beeinflusst, und man sollte die unterschiedlichen Eigenschaften jeder Jahreszeit und jedes Zang-Organs kennen und entsprechende Maßnahmen – Ernährung, Bewegung, Massage – ergreifen, um die innere Harmonie zu pflegen. Dies zu tun, ist nicht so schwierig. Man muss

Die fünf Jahreszeiten

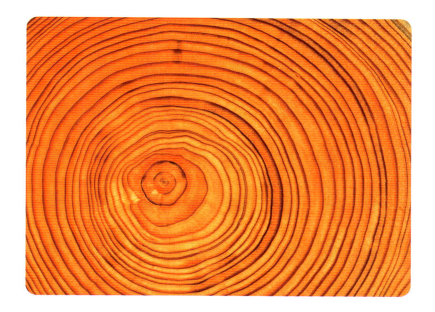

Holz zeigt sein Wachstum an den Jahresringen der Bäume besonders schön.

nur wissen, wie sich die Zusammenhänge gestalten. Nachdem Sie dieses Buch gelesen haben, werden Sie es wissen und jede Menge praktische Anregungen umsetzen können.

Ernährung und Emotion

In China sagt man: »Ein guter Arzt hat keinen Patienten.« Das heißt, dass er dafür sorgen muss, dass alle gesund bleiben. Der vorbeugend wirkende Arzt wird nicht mehr dazu gebraucht, um zu heilen. Er arbeitet präventiv. Das ist auch der Sinn der chinesischen Medizin. Vorbeugung und Gesundheitsfürsorge im Alltag sind mindestens genauso wichtig wie die Behandlung von Erkrankten.
Vorbeugung beschränkt sich hier nicht nur auf medizinische Maßnahmen wie Impfung oder Gesundheitsübungen wie das mittlerweile auch im Westen beliebte Qi Gong. Ernährung und Emotionen spielen auch eine wichtige Rolle.
Alle Geschmacksrichtungen, Emotionen und auch Farben haben ihre Wirkung auf den menschlichen Organismus. Jeder Geschmack und

Im alten China war die Gesunderhaltung der Menschen das eigentliche Hauptaufgabenfeld der Mediziner.

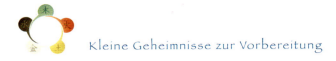

Kleine Geheimnisse zur Vorbereitung

jede Emotion hat Eigenschaften, die einem der fünf Elemente entsprechen. Auch auf diese Weise ist alles miteinander verbunden.
Laut der chinesischen Medizin gibt es fünf Geschmacksrichtungen:
- sauer (adstringierend),
- bitter,
- süß (mild),
- scharf und
- salzig.

Man muss darauf achten, dass diese fünf Geschmacksrichtungen nicht völlig den Geschmacksrichtungen, die wir im Alltag kennen, entsprechen. Sie haben hier eine zweifache Bedeutung: Nicht nur der

Alles ist systematisch miteinander verbunden: Die Geschmacksrichtungen sind so auch wiederum Elementen und einzelnen Organen zugeordnet.

Fünf Geschmacksrichtungen, fünf Emotionen

Jede der fünf Geschmacksrichtungen steht mit einem der Elemente und darüber mit einem der Zang-Organe in Verbindung:
sauer – Holz – Leber
bitter – Feuer – Herz
süß – Erde – Milz
scharf – Metall – Lunge
salzig – Wasser – Niere

Genauso wie der Geschmack werden auch die Emotionen in fünf Gruppen eingeteilt: Ärger, Freude, Schwermut, Trauer und Angst. Durch die fünf Elemente sind sie ebenfalls mit den fünf Zang-Organen eng verbunden:
Ärger – Holz – Leber
Freude – Feuer – Herz
Schwermut – Erde – Milz
Trauer – Metall – Lunge
Angst – Wasser – Niere

Geschmack selbst spielt eine Rolle bei der Einordnung, sondern auch die Funktionen des Lebensmittels sind in ihrer Bedeutung wesentlich. Die meisten Lebensmittel, die uns heute zur Verfügung stehen, sind süß, was nichts mit der Süße von Zucker oder Süßigkeiten zu tun hat. Sie haben eine »ergänzende« Funktion. Die zweithäufigsten gehören zu salzig oder sauer. Salziger Geschmack hat eine »aufweichende« Funktion, saurer Geschmack eine »zusammenziehende«. Scharfe Lebensmittel wirken »verteilend«. Es gibt heute nur noch wenige Lebensmittel, die bitter schmecken. Sie haben eine »absenkende« Funktion.

Es ist überhaupt nicht wichtig, dass Sie sich diese Wirkungen im Einzelnen merken. Sie werden in den Praxisteilen ausreichend Beispiele für die Nahrungsmittelgruppen erhalten, die für Sie vielleicht aktuell besonders sinnvoll sind.

In unserer alltäglichen modernen Ernährung ist ein Ungleichgewicht entstanden: Bitteres beispielsweise nehmen wir kaum noch zu uns.

Der Geschmack der Jahreszeiten

Die meisten Lebensmittel kann man schon nach dem Geschmack in eine der fünf Gruppen einordnen. Zum Beispiel: Süßkartoffeln schmecken süß. Laut TCM sind sie auch süß. Rucola schmeckt bitter, und daher ist er auch bitter.

Aber diese Regel gilt nicht immer. Zum Beispiel: Ohne Salz schmeckt Schweinefleisch nicht salzig. Aber laut TCM ist es salzig, weil es die Niere nährt. Ohne Salz schmeckt auch Rindfleisch nicht salzig, aber hier sagt man, dass es süß ist, weil es Magen und Milz nährt.

In China sammelte man über Jahrtausende Erfahrungen zu den Geschmacksrichtungen. Heute wissen die meisten Menschen in China aber nur noch wenig darüber und brauchen eine Beratung von Fachleuten. Wie hierzulande auch kümmern sich die meisten erst dann um solche Zusammenhänge, wenn Störungen aufgetreten sind, die sie gern loswerden möchten.

Wenn Sie eine ausgeglichene Ernährungsweise haben, brauchen Sie sich keine Gedanken über diese komplexen Zusammenhänge zu machen. Wenn Sie jedoch eine gesundheitliche Störung haben, kön-

Kleine Geheimnisse zur Vorbereitung

Alle Lebensmittel haben eine spezielle Wirkung auf den Körper. Eine gesunde Küche achtet daher nicht allein auf den Geschmack des Essens.

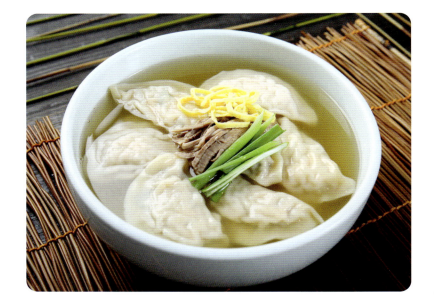

nen Sie diese in vielen Fällen durch eine Ernährungsumstellung kompensieren. Es ist vernünftig, sich mit Achtsamkeit zu ernähren. Deswegen werden in jedem der fünf einzelnen Jahreszeitenkapitel ein paar Lebensmittel und außerdem ein paar Gerichte zur Inspiration empfohlen. Denn jede einzelne Geschmacksrichtung gehört zudem zu einer Jahreszeit:

- sauer – Frühling
- bitter – Sommer
- süß – Spätsommer
- scharf – Herbst
- salzig – Winter

Warme und kalte Nahrung

Außer nach ihrem Geschmack werden die einzelnen Lebensmittel auch nach ihrem Temperaturverhalten eingeordnet. Es gibt fünf »Temperaturen«: kalt, kühl, neutral, warm und heiß. Dies hat wenig mit der physikalischen Temperatur zu tun, sondern ist einzig und allein

Die fünf Jahreszeiten

mit der Funktion des Lebensmittels verbunden: Kalte Nahrung vertreibt Hitze aus dem Körper, heiße Nahrung wirkt erhitzend. Neutrale Lebensmittel ändern in dieser Hinsicht nichts, weder erwärmen sie noch kühlen sie den Körper ab.

Dies alles hat weitreichende Bedeutung für die gesundheitliche und auch emotionale Balance in uns. Es bedeutet nämlich, dass wir durch eine Diätumstellung Disharmonien ausgleichen können. Wir wissen schon, dass Yang-Qi erwärmt und Yin-Qi abkühlt. Wenn Sie beispielsweise unter einem Überfluss an Yang-Qi oder einem Mangel an Yin-Qi leiden, spüren Sie das an starker Unruhe und innerer Hitze. In diesem Fall sollten Sie »heiße« Nahrung meiden, »warme« Lebensmittel reduzieren und mehr »kühl« und »kalt« wirkende Speisen zu sich nehmen. Beispiele dafür finden Sie dann in den Praxisteilen, die zu den jeweiligen Jahreszeitenkapiteln gehören.

Ohne diese Beispiele klingen die Definitionen und Erklärungen über die Geschmacksrichtungen ziemlich abstrakt. Es reicht bis hierhin aber aus, dass Sie eine grobe Vorstellung über die Zusammenhänge erhalten haben. Später finden Sie in den Jahreszeitenkapiteln mehr Erklärungen mit konkreten Beispielen. Damit Sie einen schnellen Überblick bekommen, was alles mit wem korrespondiert, finden Sie die Zusammenhänge in der folgenden Tabelle zusammengefasst.

Die hier erklärten Themen werden noch besser verständlich, wenn wir ab dem folgenden Kapitel deutlich praktischer werden.

Überblick über die komplexen Zusammenhänge

Element	Zang-Organ	Fu-Organ	Geschmack	Emotion	Jahreszeit
Holz	Leber	Gallenblase	sauer	Ärger	Frühling
Feuer	Herz	Dünndarm	bitter	Freude	Sommer
Erde	Milz	Magen	süß	Schwermut	Spätsommer
Metall	Lunge	Dickdarm	scharf	Trauer	Herbst
Wasser	Niere	Blase	salzig	Angst	Winter

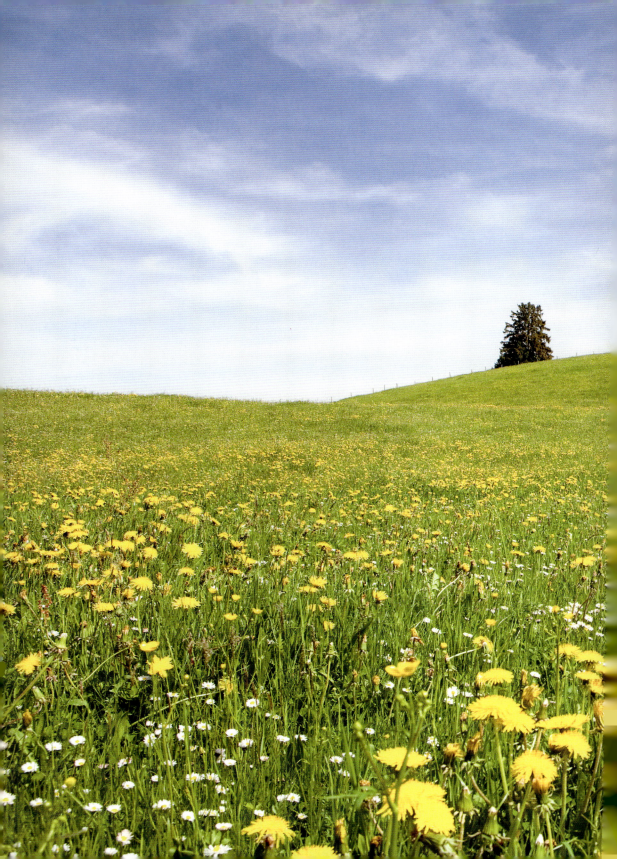

Die Kraft des Frühlings

Die drei Monde des Frühlings sind die Zeit,
da alles aus der Essenz sich nährt, die der Winter gebar.
Yin und Yang in dieser Zeit
lassen alles gedeihen, das lebt. Ihre Kraft wird offenbar.
Nun ist von Nutzen:
zeitig zu Bett zu gehen und früh sich zu erheben,
langsam und gemessen zu schreiten,
das Haar offen zu tragen,
sich in fließende Gewänder zu hüllen.
So gedeiht die körperliche Essenz.
Nun ist von Nutzen:
alles Leben zu fördern anstatt es kleinzuhalten,
zu geben anstatt anzuhäufen,
zu belohnen anstatt zu strafen.
All dies ist im Einklang mit dem Qi des Frühlings
der Weg zum wahren Wohlbefinden.
All dies zu vernachlässigen, raubt der Leber Kraft.
Vernachlässigung im Frühling
führt zu Widrigkeiten im Sommer.

Aus »Die Medizin des Gelben Kaisers« von Huang Di

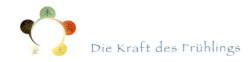

Die Kraft des Frühlings

Corinnas Frühling

»Tschüss, Mama!«, rufen Fabian und Nicole.

Corinna winkt ihrem Mann und ihren Kindern zum Abschied und bleibt vor der Tür stehen, bis das Auto um die Ecke verschwunden ist. »Endlich einen Tag frei«, denkt sie. »Heute werde ich mich mal richtig erholen.« Bis ihr Mann und die Kinder abends zurückkommen, hat sie fast zwölf Stunden ganz für sich selbst. Wunderbar!

Als Corinna schließlich mit dem Buch, das sie schon seit langer Zeit lesen wollte, auf dem Sofa liegt, spürt sie wieder diese Irritation in ihrem Magen. Vielleicht hat es mit ihrer Menstruation zu tun? Ihre Periode ist immer länger geworden. Aber so schlimm ist es eigentlich nicht. Sie versucht, sich ganz dem Buch zu widmen. Sie will ihren freien Tag in vollen Zügen genießen.

Beispiele wie diese Geschichte von Corinna helfen Ihnen zu überprüfen, welche eventuelle Schwäche bei Ihnen vorliegen könnte, wenn Sie sich nicht ganz wohlfühlen.

Aber es ist schwirig für sie, sich zu konzentrieren. Sie denkt immer wieder an ihre Freundin Sabine. Vor Jahren wollten sie zusammen ein Café eröffnen, doch dann war Corinna schwanger geworden und hatte den Plan aufgeben müssen. Mittlerweile ist Sabines Café ein beliebtes Lokal. Sabine ist selbstständig, glücklich, frei und dazu noch ziemlich wohlhabend.

»Aber ich bin auch glücklich mit meiner Familie!«, murmelt Corinna zu sich selbst. Aber stimmt das wirklich? Tag für Tag kochen, putzen und waschen, macht ihr das wirklich Spaß? Oder fehlt ihr etwas?

Langsam werden die Magenschmerzen schlimmer. Sie geht in die Küche, um eine Tablette zu nehmen. Dieses Zeug hat sie nun schon zwei Wochen lang geschluckt, aber die Wirkung ist nicht sehr gut. Na ja, besser als nichts. Sie nimmt eine Tablette und geht zurück ins Wohnzimmer, um weiterzulesen.

Doch sie kann sich einfach nicht konzentrieren, und ihre Augen sind trocken. Sie legt das Buch beiseite und versucht, ein Schläfchen zu halten. Doch kaum hat sie die Augen zugemacht, klingelt es.

Corinna versteckt ihren Kopf unter dem Kissen. Es klingelt noch mal. Sie springt vom Sofa auf und geht an die Tür.

»Wer ist da? Was wollen Sie?«

Corinnas Frühling

»Post«, sagt ein Mann nach ein paar Sekunden.
»Oh ...« Corinna macht die Tür auf.
»Ihre Unterschrift, bitte«, sagt der Postbote mit versteinertem Gesicht.
»Es tut mir leid, ich dachte ...« Doch bevor sie ihren Satz zu Ende führen kann, geht der Mann schon wieder.
»Dankeschön ...«, murmelt sie seinem Rücken zu.
Als sie den Absender auf dem Päckchen sieht, weiß sie, dass das die Bluse ist, die sie bestellt hat. Schnell macht sie es auf, geht ins Schlafzimmer, zieht ihren Pulli aus und die Bluse über. Die Farbe passt wirklich gut zu ihrem Typ. Aber der dritte Knopf ... verdammt! Sie versucht es noch einmal. Nein, es geht einfach nicht. Die Bluse ist zu klein. Größe 38. Bestimmt ist in der Fabrik die falsche Größe aufgedruckt worden, oder?
Corinna geht ins Badezimmer und stellt sich auf die Waage. 61,5 Kilo. Moment mal! Sie steigt von der Waage und stellt sich noch einmal darauf. Tatsächlich, 61,5 Kilo. In den letzten drei Monaten hat sie fast vier Kilo zugenommen. Kein Wunder, dass die Bluse zu eng ist! Aber wie kann das sein? Sie hat schon so lange nicht mal mehr genascht! Andererseits hat sie sich seit ihrer letzten Yogastunde im November kaum bewegt. Aber es war draußen so kalt gewesen, ein nasser, ungemütlicher Winter.
Sie blickt durch das Fenster hinaus. Die nackten Bäume sind irgendwann in den letzten Wochen grün geworden.
»Ich bin zu lange zu Hause geblieben. Ich muss endlich mal nach draußen«, denkt Corinna. Schnell zieht sie ihre Turnschuhe an und geht los. Die Märzluft ist noch ein bisschen kühl. Aber sehr erfrischend. Sie fühlt sich sofort hellwach. Langsam fängt sie an zu joggen. »Ich muss es mindestens bis zur kleinen Brücke schaffen.« Und so läuft sie noch ein wenig schneller. Als sie endlich an die Brücke kommt, ist sie ganz außer Atem.
Todmüde kommt sie schließlich wieder zu Hause an. Halb eins. Sie muss etwas essen. Im Kühlschrank gibt es noch ein wenig Kartoffelsalat und eine Scheibe Leberkäse, die wärmt sie sich auf. Aber als sie sich an den Tisch setzt, hat sie kaum noch Appetit.

Oft wollen wir vom Kopf her das Richtige für uns tun. Aber wir schaden uns noch mehr, weil wir die wahre Ursache des Unwohlseins nicht erkennen.

Sie ist wahnsinnig müde. Um acht Uhr werden die Kinder und ihr Mann zurück sein. Sie werden bestimmt alle sehr hungrig sein. Um sieben Uhr muss sie also mit dem Kochen anfangen. Doch jetzt braucht sie unbedingt erst einmal ein Schläfchen. Sie legt sich ins Bett, schließt die Augen und genießt es, endlich etwas zur Ruhe zu kommen. Nur ein halbes Stündchen ...

Um fünf Uhr wird sie vom lauten Bellen eines Hundes geweckt. Sie hat über drei Stunden geschlafen, aber sie fühlt sich überhaupt nicht erfrischt. Ihr Kopf tut weh. Es ist ihr unmöglich, den Roman weiterzulesen. Sie legt sich einfach aufs Sofa und lässt ihren Gedanken freien Lauf. Schon wieder fällt ihr Sabine ein: ihr gepflegtes Haar, ihre teuren Klamotten, ihr sorgenloses Lachen und ihre Freiheit.

Corinna fühlt sich, als ob ein schwerer Stein auf ihrer Brust lastet. Sie weiß nicht, mit wem sie über ihre Gefühle sprechen könnte. Mit ihren Eltern? Ihrem Mann? Sabine? Auf keinen Fall! Sie sind doch eine glückliche Familie, das weiß jeder. Und es soll auch so bleiben. Wütende Tränen rollen aus ihren Augen.

Um acht Uhr hört sie schließlich, wie das Auto in die Garage fährt. Die Kinder lachen und reden aufgeregt mit ihrem Vater, als sie ins Haus kommen. Corinna geht ihnen entgegen. Ihr Mann schaut sie ein paar Sekunden lang an und fragt: »Was ist denn mit dir los?«

Was ist mit Corinna los?

Die in der Geschichte erwähnten Symptome lassen auf ein recht klares Beschwerdebild schließen.

Was ihr Mann sah, war eine erschöpfte Frau mit unordentlichem Haar, verquollenen Augen und blassem Gesicht. Sie sah nicht gut aus – und sie fühlte sich noch schlimmer:

Sie hat immer öfter Magenschmerzen

Corinna hat Probleme mit dem Magen. Manchmal ist ihr schlecht, manchmal tut ihr der Magen auch unangenehm weh. Sie war sich eine Zeit lang sicher, dass sie eine Magenschleimhautentzündung oder sogar ein Magengeschwür haben muss. Aber bei der Untersuchung wurde nichts gefunden.

Corinnas Frühling

Sie hat Kopfschmerzen und Druckgefühl in der Brust

Corinna fühlt sich sehr erschöpft, als ob ihre Energie aufgebraucht wäre. Es war nicht so schlimm, als die Kinder noch klein waren und mehr Aufmerksamkeit brauchten. Die immer wiederkehrenden Kopfschmerzen machen es noch unerträglicher für sie.

Sie hat Menstruationsstörungen

Seit einigen Monaten hat sie stärkere Bauchschmerzen als früher, wenn sie ihre Tage hat. Der Bauch fühlt sich unangenehm gespannt und kalt an. Die Blutmenge ist vermehrt, und das Blut sieht nicht so richtig rot aus.

Ihre Augen sind trocken und schmerzhaft

Corinna liest gern. Aber in letzter Zeit kann sie diesem Hobby kaum noch für längere Zeit nachgehen. Ihre Augen schmerzen beim Lesen. Sie sind sehr trocken. Corinna hat sich zwar Augentropfen besorgt, aber sie können immer nur für kurze Zeit die Schmerzen lindern.

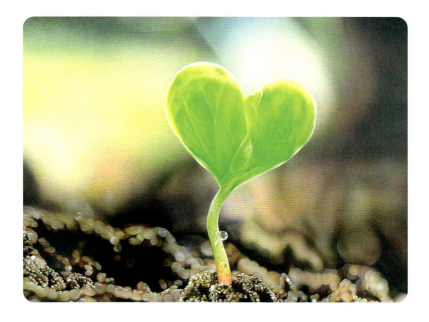

Wer gesund ist, kann das Sprießen und Gedeihen im Frühling genießen.

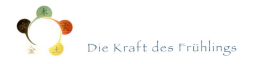 Die Kraft des Frühlings

Der Frühling und die Leber

Körperliche und seelische Probleme treten fast zwangsläufig auf, wenn man sich nicht nach dem Qi des Frühlings richtet. Es gibt ein Organ, das dafür verantwortlich ist: die Leber. Frühling und Leber teilen eine Eigenschaft: Sie gehören beide zum Element Holz.

Das Leber-Qi

Das Leber-Qi, zum Frühling gehörend, möchte aufsteigen und sich frei entfalten, genau wie die Zweige eines Baumes. Da Leber und Frühling eng verbunden sind, müssen Frühlings-Qi und Leber-Qi miteinander in Übereinstimmung sein. Sonst ist die Balance zwischen Mensch und Natur gestört.

Im Winter wurde viel Essenz gespeichert, viel Energie hat sich in der Ruhezeit angestaut. Im Frühling nun müssen die Kräfte neu geweckt werden, sodass die Natur Energie bekommt, um sich zu entwickeln. Daher muss zu Beginn des Frühlings das Qi stimuliert und in Gang

Der Frühling ist die Zeit des Aufbruchs, die Energien wachsen und suchen sich ihren Weg.

Der Frühling und das Element Holz

Im Frühling fangen alle Pflanzen an zu wachsen. An einem warmen Tag im April kann man oft schon gemütlich im Biergarten sitzen. Die großen Kastanienbäume sind schon grün geworden. Jedes Jahr entwickeln sie neue Zweige. Egal, was ihnen im Weg steht – sie wachsen nach oben. Die Zweige geben nie auf und versuchen, sich auszustrecken. Und egal, wie groß sie sind: Sie verfangen sich nicht. Die Natur der Kastanienbäume stellt die Natur des Elements Holz beispielhaft dar: Es ist also wachsend, flexibel und verwurzelt. Alles, was diese Merkmale teilt, hat die Eigenschaft Holz.

Der Frühling und die Leber

gesetzt werden. Ist das dafür nötige aktive und stimulierende Yang-Qi im Körper allerdings geschwächt, kann das Qi nicht in Fluss kommen und stagniert.

Wenn es endlich warm geworden ist, zeigt die Natur ihre Vitalität – auch in uns Menschen. In dieser Zeit muss sich insbesondere das Leber-Qi entfalten können. Andererseits zeigt sich seine Kraft in dieser Jahreszeit besonders ungezügelt. Es neigt dazu zu übertreiben, wenn es nicht kontrolliert wird.

Erst das Gleichgewicht zwischen Yin und Yang garantiert die Harmonie. Das Yang-Qi wirkt stimulierend, das Yin-Qi hingegen wirkt sanft und beruhigend. Ein Mangel an Yang-Qi führt oft zu stagnierendem Qi. Ist das Yin-Qi geschwächt, kann sich das Yang-Qi unkontrolliert steigern.

Sowohl stagnierendes als auch hyperaktives Leber-Qi verursachen Disharmonien, die sich dann in unterschiedlichen geistigen und körperlichen Beschwerden zeigen.

Vor allem im Frühjahr muss das Qi die Möglichkeit haben, sich frei zu entfalten.

Was sind die Ursachen?

Blockiertes oder übersteigertes Leber-Qi – das hat viel mit der Persönlichkeit und Konstitution des Menschen zu tun. Es gibt zwei Gruppen: die schweigend Leidenden und die lauten Choleriker.

Die schweigend Leidenden sprechen nicht gern über ihre Probleme. Sie sind der Yin-Typ. Sie verstecken ihre Sorgen, aber im Inneren spüren sie sehr deutlich die Schmerzen, die entweder von einer Krankheit oder von einer ungünstigen Situation herrühren. Bei ihnen dominiert das Yin-Qi, das alles unterdrückt. Es besteht ein Mangel an Yang-Qi. Diese Menschen leiden oft unter Brustschmerzen und Magenproblemen. Corinna ist ein gutes Beispiel dafür.

Die lauten Choleriker beschweren sich hingegen immerzu und wirken sehr launisch. Sie sind der ruhelose Yang-Typ. Sie lassen sich leicht aufregen. Im Alltag haben sie oft Probleme mit der Familie, den Kollegen oder Nachbarn. Streiten ist für sie häufig die »Lösung«, wenn sie Konflikte mit anderen haben. Das dominierende Yang-Qi provoziert unentwegt, und es ist zu wenig Yin-Qi da, um es zu beruhigen. Diese Gruppe erlebt sehr oft Kopfschmerzen, Bluthochdruck und ist von Schlaganfällen bedroht.

Die Gründe für die Beschwerden werden später in diesem Kapitel besprochen, damit Sie Ihren eigenen Zustand besser beurteilen können. Bis jetzt ist klar geworden: Um die Harmonie zwischen den verschiedenen Organen und zwischen Mensch und Natur zu bewahren, sollten Sie sich im Frühling ganz besonders um Ihre Leber kümmern. Zuerst sollten wir daher die Leber besser kennenlernen.

Die Aufgaben der Leber

Allgemein gilt es als Funktion der Leber, für Entgiftung zu sorgen. Doch darum geht es hier nicht. In der TCM betrachten wir die Leber nicht als isoliertes Organ, sondern als ein System mit bestimmten Eigenschaften und Energien.

Die Leber kontrolliert den Fluss des Qi

Ganzheitlich gesehen ist die Leber für die Bewegungen des Qi, des Blutes und der Flüssigkeiten verantwortlich. Das heißt, dass die Leber für den gleichmäßigen Fluss des Qi sorgt, die Meridiane von Blockaden befreit und die Aktivitäten des Qi, des Blutkreislaufs und der Körperflüssigkeiten fördert.

Wenn die Leber dem nicht ausreichend nachkommen kann, wird die Balance des Körpers gestört. Stagniert das Qi der Leber, wird man traurig und depressiv, oder man bekommt Brust- und Bauchschmerzen. Wenn andererseits das Qi von der Leber exzessiv aufsteigt, wird man dazu neigen, die Beherrschung zu verlieren, und unter Schlaflosigkeit, Kopfschmerzen, Brustschmerzen leiden.

Die Leber speichert Blut

Die Leber ist eines der Organe, die Blut speichern, sie reguliert die zirkulierende Blutmenge und kontrolliert die Verteilung des Blutes in die einzelnen Körperteile. Das Leber-Blut nährt das Leber-Qi.

Die Aufgaben eines jeden Organs sind aus Sicht der TCM vielfältiger als in der üblichen westlichen Betrachtungsweise.

Ein tieferer Blick auf Corinnas Probleme

Für Frauen spielt das Leber-Blut eine besonders wichtige Rolle: Es reguliert die Menstruation. Wenn ausreichend Leber-Blut vorhanden ist, verspricht das eine reguläre und normale Menstruation. Ein Mangel an Leber-Blut führt zu wenig menstrualem Blutfluss oder sogar zu einer fehlenden Regelblutung. Wenn das Leber-Qi, vor allem das Yang-Qi, unkontrolliert und exzessiv ist, kann es das Blut aber in die falsche Richtung leiten. Dies kann dann eine verlängerte Periode und starken Blutabgang verursachen. Letzlich ist die Leber auch ein wesentlicher Faktor dafür, ob eine Frau ein Kind empfangen, austragen und gebären kann oder ob ihr das nicht möglich ist.

Leber und Frauengesundheit hängen eng zusammen.

Ein tieferer Blick auf Corinnas Probleme

Jetzt kennen wir die Aufgabe der Leber etwas genauer und können versuchen, Corinnas Probleme ursächlich zu verstehen, um dabei auch eventuellen eigenen Beschwerden auf den Grund zu gehen.

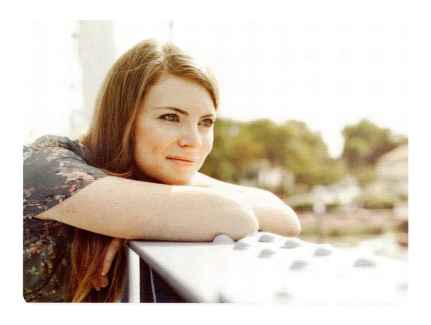

Endlich wieder mehr draußen sein, das ist einer der Genüsse des Frühjahrs.

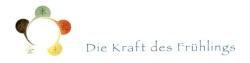
Die Kraft des Frühlings

Die Magenschmerzen

Corinna nahm schon seit zwei Wochen Tabletten gegen Magenschmerzen, doch es zeigte sich kaum eine Wirkung. Der Arzt konnte bei einer schulmedizinischen Untersuchung keine Störung finden und diagnostizierte »unklare Magenbeschwerden« – was der medizinische Ausdruck für ein ahnungsloses Schulterzucken ist.

Menschen wie Corinna haben meistens keine starken Schmerzen. Ab und zu fühlt sich der Magen aufgebläht an, manchmal gibt es Durchfälle. Aber es gibt im Rahmen der westlichen Medizin kein klares Bild. Medikamente können die Symptome abmildern, aber sie kommen immer wieder. Was stimmt nun nicht? Die chinesische Medizin würde schnell darauf kommen, dass die Probleme vermutlich nicht vom Magen, sondern von der Leber herrühren.

Magen-Qi und Milz-Qi

Das Leber-Qi reguliert den Fluss des Qi im Körper. Auch das Magen-Qi und das Milz-Qi sind in diese Funktion eingebunden. Sie wirken bei der Verdauung und Absorption der Nahrungsmittel zusammen. Der Magen nimmt die Nahrung auf und verwandelt sie in den Speisebrei, der dann zum Dünndarm wandert. Mithilfe des Milz-Qi wird er in reine Essenz (siehe Kasten auf der nächsten Seite) und grobe Nahrung aufgespalten. Die reine Essenz wird vom Dünndarm absorbiert und bildet Gu-Qi, das wiederum die Basis von Qi und Blut bildet. Die Milz nimmt dann das Gu-Qi auf und transportiert es in die Lunge, in das Herz, in die Nieren und in die Leber.

Das Magen-Qi möchte hinabsteigen, um die Lebensmittel nach unten zu schicken. Wenn es wegen einer Störung nach oben drängt, kommt es zu Blähungen, Magenschmerzen, Aufstoßen, Schluckauf, Übelkeit und Erbrechen.

Andererseits möchte das Milz-Qi hinaufsteigen, um das Gu-Qi, die Essenz der Nahrung, nach oben zu transportieren. Wenn das Milz-Qi nicht nach oben gehen kann, führt dies zu Druck in der Brust, zu Magendruck, Darmgeräuschen und Durchfällen.

> Es ist für Patienten wie Corinna oft sehr schwierig, die Beschwerden genau zu beschreiben. Sie spüren nur, dass etwas nicht stimmt. Dennoch kann man den einzelnen Symptomen gut nachgehen.

Ein tieferer Blick auf Corinnas Probleme

> **Die reine Essenz und das Gu-Qi**
>
> Die reine Essenz ist das »gute Prinzip«, das aus der Nahrung destilliert wird und dem Körper seine Lebenskraft gibt. Die Nahrung kommt in den Magen und wird mithilfe des Magen-Qi verdaut. Ihre Essenz wird danach mithilfe des Milz-Qi in Gu-Qi umgewandelt und im Körper weiterverbreitet – so wird er ernährt. Gu ist das chinesische Wort für »Getreide«. Hier aber heißt es einfach »Nahrung«.
>
>

Die Rolle der Leber

Verdauung und Absorption der Nahrungsmittel hängen auch von der Sekretion und Ausscheidung des Gallensafts ab, der aus dem Überfluss des Leber-Qi entsteht. Eine entspannte und flussfördernde Wirkung der Leber bewirkt ein gesundes Arbeiten des Gallensafts. Wenn Qi und Blut sich frei bewegen können und aufeinander abgestimmt sind, wird der Gallensaft in der richtigen Menge produziert und ausgeschüttet. Ist das aber nicht der Fall, entstehen Appetitlosigkeit und wiederum Magenschmerzen, Magenblähung, Verdauungsstörungen, ein bitterer Geschmack im Mund und eine Abneigung gegenüber fettigen Speisen. In extremen Fällen können auch hohes Fieber, starkes Schwitzen und akute Bauchschmerzen vorkommen.

Leber und Magen: Holz und Erde

Die Balance zwischen absteigendem Magen-Qi und aufsteigendem Milz-Qi ist für eine optimale Verdauung unbedingt erforderlich. Die Harmonie zwischen den beteiligten Organen ist aber genauso wichtig: Holz (Leber) und Erde (Magen und Milz) müssen gut miteinander auskommen. Die Erde muss für die Ernährung von Holz sorgen, aber das Holz darf nicht zu stark werden, um die Erde nicht auszulaugen, wie es das Beispiel im Kasten auf der Folgeseite zeigt.

Wenn das Leber-Qi zu stark ist, unterdrückt es das Magen- und Milz-Qi. Das passiert auch, wenn das Leber-Qi stagniert, wie bei Corinna, denn dann geht es nicht nach oben.

Die Kraft des Frühlings

Eines greift ins andere über: Die alte chinesische Medizin begreift den Körper als ein ganzheitlich arbeitendes System in enger Verbindung zur Umwelt.

Ausgelaugte Erde

In manchen westlichen Provinzen Chinas sind Eukalyptusbäume bei den Bauern sehr beliebt, weil sie sich leicht pflegen und verkaufen lassen. In einem solchen Dorf hatten die Bauern nichts als diese Bäume auf den Berghängen gepflanzt. Sie wuchsen sehr schnell, und alle waren zufrieden. Um allerdings möglichst viel Brennmaterial zu gewinnen, hieben die Bauern die toten Zweige der Bäume ab und sammelten die gefallenen Blätter auf. Nach vier Jahren waren die Bäume groß genug, sie wurden geschlagen. Die Ernte war sehr gut, die Bauern hatten ziemlich gutes Geld verdient.

Im nächsten Frühling pflanzten sie wieder junge Eukalyptusbäume, aber dieses Mal hatten sie kein Glück. Alle Jungpflanzen waren innerhalb einer Woche tot. Sie versuchten es erneut, aber auch diesmal überdauerten die Bäume nur eine Woche. Was war geschehen?

Eukalyptusbäume sind schnell wachsende Bäume, die viele Nährstoffe verbrauchen. Normalerweise können die abfallenden Blätter und Zweige der Erde die verbrauchten Nährstoffe zurückgeben, doch unglücklicherweise hatten die Bauern sie ja vorzeitig weggenommen. Die Bäume dieser ersten Generation waren so schnell und so stark gewachsen, dass sie der Erde alles entzogen hatten, was eine mögliche nächste Generation zum Überleben benötigt hätte.

Bei uns ist es wie in der Natur: All die unterschiedlichen Elemente im menschlichen Körper müssen in Balance gehalten werden. Stark wachsendes Holz belastet die Erde. Wenn im übertragenen Sinne das Leber-Qi zu stark ist, werden Magen- und Milz-Qi unterdrückt. Dies führt dann zu Magenproblemen.

Ein tieferer Blick auf Corinnas Probleme

Und Corinna?

Sie hat einige der genannten Symptome schon am Morgen. Auch das beschriebene Mittagsessen halft ihr nicht, denn sie aß Leberkäse, der sehr viel Fett enthält, das Corinna nicht vertrug. Die Sekretion des Gallensafts wurden gestört. Sie hatte Bauchschmerzen und war schon beim Anblick des Essens satt. Dies spricht auch für eine Störung von Gallenblase und Leber. Im Alltag sind Magenprobleme sehr oft mit der Leber verbunden, was viele Betroffene gar nicht wissen.

Kopfschmerzen, Druck auf der Brust und Müdigkeit

Corinna hat ihre Energie verloren. Sie wirkt blass, erschöpft und immer öfter geistesabwesend. Sie hatte sich nicht nur wegen des Magens, sondern auch wegen ihrer Brustschmerzen untersuchen lassen, aber die Ärzte fanden nichts. Keine koronare Herzkrankheit, keine Lungenödeme. Was ist es dann? Ihre Symptome entsprechen einer Leber-Qi-Störung. Sie leidet unter stagnierendem Leber-Qi. Wie konnte es zu diesem Zustand kommen? Seit 15 Jahren ist Corinna Hausfrau. In der Frage Karriere oder Familie hat sie sich für das Letztere entschieden. Obwohl das Familienleben ihr sehr viel Freude brachte, fehlte ihr immer auch etwas. Im Vergleich mit ihrer Freundin Sabine fühlt Corinna sich unzufrieden und frustriert. Diese Emotionen unterdrücken das Leber-Qi und verursachen Beschwerden wie Müdigkeit. Sie spricht mit niemandem über ihre Gefühle. Dabei wäre das eine Gelegenheit, die negativen Emotionen freizusetzen. Sie aber versucht einfach, alles schweigend zu ertragen. So hat das Leber-Qi keine Chance aufzusteigen und frei zu fließen.

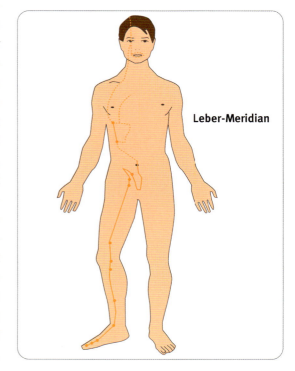

Leber-Meridian

Wenn man den Verlauf des Leber-Meridians kennt, versteht man noch besser, warum die genannten Beschwerden mit der Leber verbunden sind: Er verläuft von den Füßen über die Brust bis zum Kopf. Stagnierendes, überquellendes oder sogar gegenläufiges Leber-Qi verursacht natürlich Probleme: Depression, Schwäche, Kopfschmerzen, Schwindel, Schmerzen und Druckgefühle in Brust und Bauch. Die Lösung besteht darin, das Leber-Qi zu befreien (siehe ab Seite 56).

Die gestörte Menstruation

Corinnas Menstruation dauert immer länger. Eine plötzliche Veränderung im Zyklus könnte von der Leber ausgehen. Die Leber speichert Blut, wie wir gesehen haben, und ein ausreichendes Maß an Leber-Blut ist für eine regelmäßige Menstruation erforderlich. Das Leber-Blut bildet und pflegt das Leber-Qi. Yin-Qi nährt dabei das Blut, weil Flüssigkeit an sich Yin ist. Yang-Qi hingegen fördert den Fluss des Leber-Blutes. Leber-Qi und Leber-Blut arbeiten eng zusammen.

Plötzliche oder auch längerfristige Veränderungen im Menstruationszyklus haben oft mit einer Störung der Leber zu tun.

Die Symptome von Mangel an Yin und Yang sind zwar nicht sauber getrennt, aber ein Mangel an Leber-Blut und an Yin-Qi zeigt sich oft in einer verkürzten Menstruation mit starken Schmerzen und wenig Blutausscheidung oder sogar einem Ausbleiben der Regelblutung. Ein Mangel an Yang-Qi andererseits führt zu verspäteter oder verlängerter Regelblutung. Letzteres ist bei Corinna der Fall.

Trockene und schmerzhafte Augen

Die Leber-Leitbahn ist mit den Augen verbunden. Wenn etwas mit dem Leber-Meridian nicht stimmt, sind meist auch die Augen betroffen. Rote und trockene Augen sind typische Symptome. Überanstrengt man seine Augen, macht das die Probleme natürlich noch schlimmer. Wenn ein Problem mit den Augen auftaucht, werden die meisten Menschen nur die Augen behandeln lassen. Dies ist verständlich, weil die Augen nun einmal der Ort sind, an dem die Beschwerden wahrgenommen werden.

Ein tieferer Blick auf Corinnas Probleme

Aber die Ergebnisse der Behandlung können nicht befriedigend sein, wenn die Quelle der Probleme nicht beachtet wird. Unsere moderne Arbeitsweise mit Computern ist sehr anstrengend für die Augen. Man sitzt im Büro und schaut stundenlang auf den Bildschirm. Trockene, rote, schmerzende Augen sind so häufig, dass man die Beschwerden oft nicht mehr ernst nimmt. Bei Augenbeschwerden ist es sinnvoll, den Augen Ruhe zu gönnen. Aber es ist noch viel sinnvoller, das Leber-Qi in Ordnung zu bringen.

Wer viel am Bildschirm arbeitet, sollte gut für seine Augen sorgen.

Viele Menschen haben die Erfahrung gemacht, dass die Augen sich nicht gut anfühlen, wenn sie spät ins Bett gegangen sind. Weil die Augen sich nicht lang genug ausruhen konnten? Das ist nicht die ganze Wahrheit. Wieder geht es nämlich um die Leber, die Blut speichert, und das Leber-Blut nährt die Augen. Das Qi kreist in bestimmten Rhythmen durch die Meridiane. Zwischen ein und drei Uhr nachts fließt es verstärkt im Leber-Meridian. Liegt man vor eins im Bett, wird vermehrt Qi und Blut in der Leber gespeichert. Geht man später schlafen, kann die Leber nicht ausreichend Blut erhalten, um die Körperregionen zu nähren – unter anderem auch die Augen.

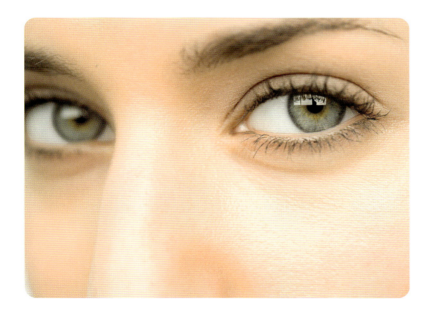

Lebergesundheit sorgt auch für gesunde Augen.

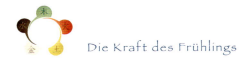 Die Kraft des Frühlings

Die gegenteilige Störung: wenn das Holz verbrennt

Der Frühling ist eine einzigartige Jahreszeit. Die Natur entwickelt und verändert sich in kurzer Zeit geradezu dramatisch. Es wird immer wärmer, grüner, lebendiger und aktiver. Das Qi des Frühlings entwickelt und verändert sich dabei mit. Im März und im Mai verhält es sich ganz unterschiedlich.

In der zweiten Hälfte der Jahreszeit ist der Frühling bereits voll im Gang. So ist es auch beim Qi. Es fühlt sich sehr wohl und ist ermutigt aufzusteigen. In dieser Zeit neigt das Qi, besonders das aktive Yang-Qi, aber auch zu Übertreibungen. Überquellendes Qi führt jedoch ebenso zu vielen Beschwerden, die nur etwas anders aussehen als jene des stagnierenden Qi am Beispiel von Corinna.

Die am Fall von Corinna beschriebenen Symptome sind nur die eine Seite der Medaille.

Lao Zhangs Frühling

Im April vor einigen Jahren besuchte ich meine Eltern in unserem kleinen Dorf im Süden Chinas. Meine Mutter hatte sofort eine furchtbare Nachricht: Ein Bekannter war von einem Gehirnschlag gelähmt worden. Der 57 Jahre alte Mann, Lao Zhang, war groß und stark wie ein Bär. Bis vor einigen Jahren hatte er ein Geschäft für medizinische Kräuter aufgebaut. Er war sehr fleißig und klug. Doch Lao Zhang hatte eine Eigenschaft, die sein Leben in die falsche Richtung führte. Er war stets schlecht gelaunt und seinen Kindern gegenüber sogar gewalttätig. Dies musste vor allem der jüngere Sohn, der noch zu Hause lebte, sogar als Erwachsener erdulden. Auch mit Geschäftspartnern stritt sich Lao Zhang sehr oft. Er war überhaupt nicht flexibel. Seine Lösung für alle Konflikte war Streit. Deswegen hatte er auch fast gar keine Freunde im Dorf. Schon seit einigen Jahren litt er unter Bluthochdruck und Kopfschmerzen. Mein Onkel, als Chefarzt eines Krankenhauses,

Die gegenteilige Störung: wenn das Holz verbrennt

> sagte ihm immer wieder, dass er seine Launen unter Kontrolle bringen müsse. Aber wenn das so einfach wäre! In jenem April stritt er wieder einmal mit seinem Sohn. Er hörte nicht auf zu toben. Schließlich wurde er so wütend, dass er mit einem Knüppel auf seinen Sohn losgehen wollte. Der Sohn lief schnell weg und Lao Zhang ihm nach. Doch plötzlich blieb er stehen und fiel zu Boden. Er hatte einen Gehirnschlag erlitten.

Der laute Yang-Typ

Was genau hat den Gehirnschlag verursacht? Das sogenannte Leber-Feuer, das aus der Wut kommt. Lao Zhang ist ein typischer Vertreter der »lauten Choleriker«. Bei diesen Menschen dominiert das Yang-Qi und mangelt es an Yin-Qi. Yang-Qi ist aktiv und erhitzend. Unkontrolliert verursacht es starke Unruhe und bringt schließlich das Leber-Feuer außer Kontrolle.

Im Vergleich zu Corinna erlebt Lao Zhang Wut statt Frustration. Er leidet zwar auch unter Kopf- und Brustschmerzen, aber diese sind anders. Die Kopfschmerzen kommen teilweise vom Bluthochdruck und fühlen sich eher wie eine Art Spannung an. Der erhöhte Blutdruck wird von dem übersteigenden Leber-Qi verursacht.

Wenn das Leber-Qi hyperaktiv ist, treibt es über den Leber-Meridian auch das Blut nach oben in den Kopf. Aufgrund dessen hat der Patient oft ein rotes Gesicht und rote Augen. Das übersteigende Qi stört natürlich den Qi-Fluss. Wenn dies nicht in Ordnung gebracht wird, kann ein Hirnschlag im Rahmen einer Stresssituation auftreten. Auch Frauen können unter einem Mangel an Yin-Qi leiden. Sie haben dann ähnliche Symptome wie Lao Zhang. Zudem haben sie oft Menstruationsstörungen. Das unterdrückte Yin-Qi kann das Leber-Blut nicht nähren: Eine verfrühte oder geringe Regelblutung ist oft die Folge, und das Blut sieht meist dunkel aus.

Auch Lao Zhang hat eine Leberstörung, allerdings ganz anders geartet als bei Corinna.

Überprüfen Sie sich selbst!

Vielleicht haben Sie anhand der bisherigen Beschreibungen festgestellt, dass Sie besser auf Ihre Leber und das Frühlings-Qi achten sollten. Bevor die Disharmonie weit fortgeschritten ist, gibt Ihr Körper Ihnen schon Warnungen. Auch mithilfe der folgenden Hinweise können Sie ihn gezielt beobachten und die Frühzeichen erkennen.

Die Nägel beobachten

Die Leber beherrscht insbesondere auch das Bindegewebe, vor allem jene Bänder und Sehnen, die Muskeln und Gelenke verbinden. Alle Sehnen werden vom Leber-Blut ernährt. Wenn die Leber ausreichend Blut speichert, sind die Sehnen stark und flexibel, und man kann sich gut bewegen. Ein Mangel an Leber-Blut führt zur Steifheit, Langsamkeit und Schwäche.

Wichtig ist nun, dass man am Zustand der Nägel an Fingern und Zehen den Zustand der Sehnen und damit den der Leber erkennen kann. Wenn sie ausreichend mit Leber-Blut versorgt sind, sehen sie stark und »feucht« aus. Sie brechen nicht so leicht und sind kräftig. Sie haben eine schöne rosa Farbe und glänzen. Wenn die Leber durch Blutmangel gestört ist, sind die Nägel dünn, weich und brüchig. Sie sehen blass, trocken und leblos aus und haben keinen Glanz.

Auch medizinische Laien können sich selbst immer wieder auf eventuelle Qi-Störungen hin überprüfen. Und gegebenenfalls Maßnahmen ergreifen.

Wechselnde Emotionen

Ärger wird ebenfalls vom Leber-Qi genährt. Alle Emotionen, die mit Ärger verbunden sind, weisen auf eine Bewegung des Leber-Qi hin. Wenn man dazu neigt, die Beherrschung zu verlieren oder deprimiert und nervös zu sein, stammen die Gefühle meist von einer Disharmonie der Leber. Ärger geht in den allermeisten Fällen mit überquellendem Leber-Qi oder einem Mangel an Yin-Qi einher. Depression und Frustration kommen dementsprechend eher von stagnierendem Leber-Qi oder einem Mangel an Yang-Qi.

Überprüfen Sie sich selbst!

Die Augen können viel zeigen

Der Leber-Meridian ist, wie Sie schon wissen, mit den Augen verbunden. Qi und Blut werden von der Leber hinauf in den Kopf transportiert, sodass die Augen ernährt werden und ihre Sehkraft entfalten können. Jemand, der unter einem Mangel an Leber-Blut leidet, hat trockene Augen und sieht verschwommen und unklar.

Beschwerden entlang des Leber-Meridians

Solche Beschwerden können sich in Schmerzen, Druckgefühl oder einfach unangenehmen Empfindungen zeigen und deuten oft auf die Störung des Leber-Qi-Flusses hin. Das Unwohlsein kommt häufig in Brust und Kopf vor. Wenn organische Ursachen ausgeschlossen werden können, sollte man an eine Leber-Qi-Störung denken.

Beschwerden aufgrund von Störungen in einem Organ zeigen sich oft entlang des zugehörigen Meridianverlaufs.

Die typischen Leberstörungen im Frühling

Mangel an Leber-Qi, Mangel an Yang-Qi	Überschuss an Leber-Qi, Mangel an Yin-Qi
• Magenschmerzen	• starke Unruhe
• Appetitlosigkeit	• Verdauungsprobleme
• Kopfschmerzen, Müdigkeit	• Kopfschmerzen, Bluthochdruck, Neigung zu Schlaganfällen
• Druck im Brustkorb	• Schmerzen im Brustraum
• Menstruationsprobleme: kaltes Gefühl im Bauch, verspätete oder verlängerte Blutung	• spärliche Menstruation mit Schmerzen, Schläfrigkeit
• trockene, schmerzhafte Augen	• rotes Gesicht, rote Augen
• Frustgefühle, Unzufriedenheit	• Streitsucht, Wut

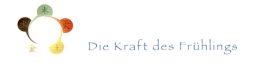

Die Kraft des Frühlings

So bleiben Sie gesund!

Corinna hat in der Tat ein paar Probleme – doch die Lage ist alles andere als hoffnungslos. Ihre Störung des Leber-Qi ist noch nicht besonders schwerwiegend. Aber sie und ihre Familie leiden schon darunter. Daher ist es gut, etwas zu unternehmen.

In der beschriebenen Situation ist noch Frühling, und das Leber-Qi ist sehr aktiv. Das heißt auch, dass es auf positive Einflüsse sehr schnell und gut anspricht. Durch die richtige Ernährung, durch angemessene Bewegung, durch Übungen und das richtige Verhalten im Alltag lassen sich die Probleme lösen – und weiteren Beschwerden kann man dadurch gut vorbeugen.

In Corinnas Fall muss das Leber-Qi stimuliert und das Yang-Qi verstärkt werden, sodass der Qi-Fluss in Gang kommt. Wenn man hingegen unter übermäßig aktivem Leber-Qi leidet, wie Lao Zhang, dann muss man das sanfte Yin-Qi nähren, sodass es das Leber-Qi beruhigt. Die Leber wird dann ihre optimale Funktion wieder aufnehmen und den Körper auf einen harmonischen Sommer vorbereiten.

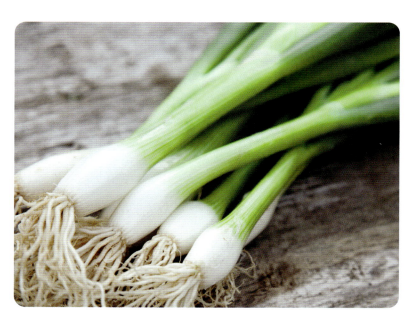

Grün ist die Farbe des Frühlings, auch auf dem Esstisch.

> **Zur Stimulation des Leber-Qi im zeitigen Frühjahr**
>
> Dafür eignen sich zum Beispiel: Ingwer, Zwiebeln, Frühlingszwiebeln, Schnittlauch, Knoblauch, Kohlrabi, Süßkartoffeln, Sellerie, Chili, Zimt und Fenchel. Im Frühling kann man das Essen einfach mit diesen Zutaten herstellen oder würzen. Das ist sehr hilfreich für den Qi-Fluss.
> Außerdem ernährt sich die Leber von tierischen Substanzen. Beispielsweise sind Schweine- oder Rinderleber stärkend für unsere Leber. Im Frühling können wir deshalb ab und zu Leber essen. Vegetarier müssen natürlich keine Leber essen, um gesund zu bleiben. Doch sie sollten gerade im Frühjahr darauf achten, viele der anderen genannten Lebensmittel, die das Leber-Qi wecken, zu verwenden.

Ernährung: vor allem grün

Was ist geeignet für die Jahreszeit des Frühlings und für die Unterstützung der Leber? Grün ist die Farbe des Frühlings. Grüne Lebensmittel haben eine nährende Wirkung auf die Leber. Deswegen sollten Sie im Frühling ganz allgemein viel grünes Gemüse zu sich nehmen. Doch schauen wir uns die optimale Ernährungsform in dieser Zeit genauer an.

Im Alltag: sich mit dem Qi der Natur ernähren

Im Frühling sollte man Stimulierendes zu sich nehmen. Derartige Lebensmittel geben dem Leber-Qi einen Stoß, sodass es aus seinem schläfrigen Zustand aufwacht und sich vorbereitet, das Qi im ganzen Körper zu regulieren. Wenn Sie unter Mangel an Yang-Qi leiden, das heißt, wenn Sie ähnliche Probleme wie Corinna haben, sind diese stimulierenden Lebensmittel auch für Sie geeignet.

Das Qi im Frühling ändert sich mit der Natur. Im zeitigen Frühjahr ist es noch sehr inaktiv. In dieser Zeit braucht das Leber-Qi einen Schubs.

Die Kraft des Frühlings

Huanggang – Leber-Reis-Suppe

Wirkung: unterstützt die Leber, nährt das Blut, pflegt insbesondere auch die Augen. Sie erwärmt zwar den Körper, lässt das Qi aber nicht überschäumen, deswegen ist sie besonders gut geeignet für die Frühlingsmitte.

Hauptzutaten und deren Wirkung

Schweineleber: unterstützt die Leber und das Blut, schärft das Sehvermögen.

Spinat: nährt das Blut, reinigt es von »heißen« Toxinen, begünstigt die Verdauung.

Chinesische Wolfsbeere: unterstützt das Leber-Qi, nährt das Blut, schärft das Sehvermögen. Patienten mit starken Entzündungen, Fieber oder Durchfall sollten diese Zutat weglassen.

Zutaten (für 2 Personen)

100 g Reis
80 g Schweineleber
10 g Ingwer
10 g Schnittlauch
20 g Chinesische Wolfsbeeren
50 g Spinat
10 g Sesamöl
gemahlener Pfeffer, Salz

Lassen Sie sich von den Rezepten zu eigenen Kreationen mit den jeweils empfohlenen Zutaten inspirieren.

> **Tipp**
>
> Chinesische Wolfbeere oder auch Goji-Beere heißt auf Chinesisch »Gou Qi«. Sie können sie in jedem Asia-Geschäft oder im Reformhaus finden. Aber Sie können die Wolfsbeeren auch im Internet bestellen. Eine Packung reicht für den ganzen Frühling aus.

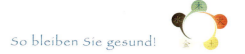

So bleiben Sie gesund!

Zubereitung
- Reis in einen Topf geben, mindestens die 5-fache Menge Wasser dazugießen. Je weniger Wasser Sie verwenden, umso dicker wird die Suppe. Aufkochen lassen und mit reduzierter Hitze 30 Minuten lang weiterkochen. Ab und zu umrühren, sodass der Reis nicht verklebt.
- Leber in dünne Scheiben schneiden, in kochendes Wasser geben und sofort wieder herausholen.
- Ingwer in schmale Streifen, Schnittlauch in kleine Röllchen, Spinat in Stücke schneiden.
- Leber, Wolfsbeeren, Ingwer, Spinat, Schnittlauch und Sesamöl zum Reis geben, abschmecken. Noch 5 Minuten weiterkochen.

In China kocht man etwas anders als in Europa. Sie können die für die Jahreszeiten jeweils angegebenen Lebensmittel natürlich auch so verwenden, wie Sie es kennen.

Gegen den Mangel an Yang-Qi

Wenn Sie ähnliche Beschwerden wie Corinna haben, leiden Sie vielleicht auch unter einem Mangel an Yang-Qi. Sie brauchen dann Lebensmittel, die das Yang-Qi fördern. Das sind insbesondere: Ingwer, Lauch, Schnittlauch, Knoblauch, Hühnerfleisch, Hammelfleisch, Pfeffer, also ähnliche Lebensmittel wie allgemein für den Frühlingsanfang, da in diesem Zeitraum das Yang-Qi ebenfalls stimuliert werden muss. Hier wieder das Beispiel eines Rezepts.

Yang-Rou-Suppe

Wirkung: stimuliert die Bewegung des Qi, vertreibt Kälte und Nässe. Sehr gut geeignet für den Frühlingsanfang; wer unter einem Mangel an Yang-Qi leidet, kann sie öfter essen.

Hauptzutaten und deren Wirkung
Hammelfleisch: fördert das Qi, erwärmt den Magen und kräftigt Yang-Qi.
Karotten: stärken die Milz und mobilisieren das stagnierende Magen-Qi. Fördern den Appetit.
Chinesische Wolfsbeere: fördert das Leber-Qi, nährt das Blut, schärft das Sehvermögen.
Ingwer: erwärmend, fördert das Yang-Qi.

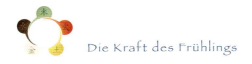 Die Kraft des Frühlings

Zutaten (für 4 Personen)

20 g Chinesische Wolfsbeeren

500 g Karotten

500 g Hammelfleisch

5 dünne Scheiben Ingwer

1 EL Sherry oder Weißwein

Zubereitung
- Wolfsbeeren in handwarmem Wasser einweichen.
- Karotten in Würfel schneiden.
- Hammelfleisch in Würfel schneiden. 1,5 Liter Wasser mit Ingwer zum Kochen bringen. Hammelfleisch mit 1 Löffel Weißwein oder Sherry hinzugeben und ungefähr 30 Sekunden kochen lassen. Dann herausnehmen und mit Wasser abspülen.
- Hammelfleisch, Karotten, Wolfsbeeren und Ingwer in einen Topf geben, 2,5 Liter Wasser dazugießen. Auf hoher Temperatur zum Kochen bringen und dann auf niedriger Hitze noch etwa 2 Stunden kochen lassen.

Spätfrühling

In dieser Zeit sieht das Leber-Qi anders aus. Es ist schon sehr aktiv und stark. Wenn es nicht gestört ist, braucht es nicht noch mehr Anregung, man sollte eher einer Hyperaktivität vorbeugen, die von einem Überfluss an Yang-Qi stammt.

Wir haben schon in der Einleitung geklärt, dass der Geschmack sauer mit der Leber und der Geschmack süß mit der Milz einhergeht. Im Spätfrühling ist das Leber-Qi ohnehin schon sehr stark und aktiv. Wenn Sie in dieser Zeit oft saure Lebensmittel essen, wird das Leber-Qi weiter gestärkt. Wir wissen, dass starkes Leber-Qi das Magen- und das Milz-Qi unterdrückt, was zu Verdauungsstörungen führen kann. Für die Balance des Qi soll man daher wenig saure Lebensmittel verwenden und mehr süße Nahrung zu sich nehmen, sodass Magen und Milz unterstützt werden. »Süß«, Sie erinnern sich, hat dabei nichts mit Zucker zu tun, sondern mit der Wirkung der Nahrungsmittel.

Im Spätfrühling sollte man wieder ein wenig anders essen als im zeitigen Frühjahr.

So bleiben Sie gesund!

> **Süße Lebensmittel zur Unterstützung von Magen und Milz**
>
> Tomaten, Auberginen, Rettich, Kartoffeln, Spinat, Grüne Bohnen, Erbsen, Karotten, Chinakohl, Gurken, Orangen, Äpfel, Oliven, Datteln, Bananen, Kirschen, Mandarinen, Mangos, Aprikosen, Trauben, Pfirsiche, Sojabohnen, Tofu, Reis, Mais, Hirse, Pilze, Erdnüsse, Kastanien, Haselnüsse, Honig, Milch und Süßwasserfische – sie alle wirken süß.

Gegen einen Mangel an Yin-Qi

Wenn Sie Symptome wie Lao Zhang haben, sollten Sie das Yin-Qi kräftigen und das Yang-Qi unter Kontrolle bringen. Da der Geschmack sauer das Leber-Yin ernährt, können Sie beispielsweise saures Obst zu sich nehmen, und Sie können öfter Essig beim Kochen verwenden. Auch frisches Gemüse und Salat tun Ihnen gut. Auch über den Spätfrühling hinaus können Sie häufig diese Lebensmittel essen, um das Yang-Qi zu beruhigen. Das Leber-Yin wird zudem unterstützt von: Honig, Tofu, Seegurken, Grünem Tee, Chrysanthementee, Milchprodukten, Spinat und Sprossen.

Acht-Schätze-Salat

Wirkung: Nährt das Leber-Yin, stärkt Magen und Milz.

Hauptzutaten und deren Wirkung
Spinat: nährt das Blut, reinigt das Blut von »heißen« Toxinen, begünstigt die Verdauung.
Gurken: kühlend, leiten die Hitze aus dem Körper.
Nüsse: nähren das Gehirn und das Blut, stärken die Knochen.
Shiitakepilze: nähren das Leber-Qi, verbessern Magen- und Milzfunktion, beruhigen.

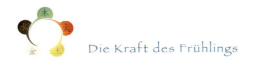 Die Kraft des Frühlings

Zutaten (für 2 Personen)
100 g Spinat
100 g Gurke
20 g Shiitakepilze
je 20 g Walnüsse, Mandeln, Cashews und Sonnenblumenkerne
etwas weißer Sesam
Sesamöl oder Olivenöl
Salz
nach Wunsch ein wenig Knoblauch oder Schnittlauch

Zubereitung
- Spinat in kochendes Wasser geben und sofort wieder herausholen. Mit kaltem Wasser durchspülen. Abtropfen lassen und dann klein schneiden.
- Gurke schälen und klein schneiden, auch die Shiitakepilze in kleine Streifen schneiden.
- Shiitakepilze für ungefähr 30 Sekunden in kochendes Wasser geben und wieder herausnehmen.
- Nüsse und Kerne in warmem Öl rösten, bis sie goldbraun sind, anschließend zerkleinern.
- Alle Zutaten in eine Schüssel geben und durchmischen. Nach Geschmack Salz und ein wenig Olivenöl dazugeben. Nach Wunsch auch gehackten Knoblauch und Schnittlauch darüber streuen und den Salat servieren.

Dieser Salat macht seinem Namen alle Ehre: Er ist köstlich und zugleich sehr, sehr wertvoll für den Körper.

Tipp

Sie können die Zutaten nach Ihrem Geschmack ändern. Zum Beispiel können Sie, wenn Sie das mögen, auch ein bisschen Wurst vom Schwein in den Salat mischen. Hammel- und Hühnerfleisch sind erwärmend und daher nicht geeignet.

So bleiben Sie gesund!

> **Überblick über die im Frühling geeigneten Lebensmittel**
>
> **Allgemein gut für den Frühlingsanfang und das Leber-Qi:** beispielsweise grünes Gemüse, Ingwer, (Frühlings-)Zwiebeln, Schnittlauch, Kohlrabi, Sellerie, Fenchel, Chinesische Wolfsbeere, Chili, Zimt, Schweine- oder Rinderleber.
>
> **Allgemein gut für den Spätfrühling sowie Magen und Milz:** Geschmacksrichtung süß, also beispielsweise Reis, Mais, Hirse, Kartoffeln, Karotten, Chinakohl, Spinat, Grüne Bohnen, Gurken, Äpfel, Bananen, Mangos, Soja, Milch, Süßwasserfische.
>
> **Bei Mangel an Yang-Qi der Leber:** Ingwer, Lauch, Schnittlauch, Knoblauch, Hühnerfleisch, Hammelfleisch, Leber, Pfeffer.
>
> **Bei Mangel an Yin-Qi und überschäumendem Yang-Qi der Leber:** saures Obst, Essig, Salat, Spinat, Sprossen, Honig, Tofu, Seegurken, Grüner Tee, Milchprodukte.

Die Tabelle zeigt Ihnen auf einen Blick, welche Art von Lebensmitteln im Frühling wann geeignet ist.

Bewegung: langsam und entspannt

Nach einem langen, dunklen und kalten Winter können Sie es vielleicht kaum erwarten, sich draußen wieder frei zu bewegen. Manche ziehen dann einfach ein T-Shirt an und gehen zum Laufen, sobald die Sonne scheint. Sportlern, die an regelmäßige Bewegung bei jedem Wetter gewöhnt sind, macht das wenig aus. Aber allen, die nicht so gut trainiert sind, tut das überhaupt nicht gut.

Beim Frühlingsanfang ist das Qi des Körpers noch in einem Ruhezustand. Es braucht etwas Zeit, um in Gang zu kommen. Aktivitäten können das Qi selbstverständlich mobilisieren, aber es sollte nicht mit Gewalt erzwungen werden. Wenn man sehr anstrengenden Sport betreibt, braucht der Körper sehr viel Energie. Nun ist zum Ende des Winters zwar viel Energie in uns gespeichert, sie kann und sollte jedoch nicht sofort und schlagartig freigesetzt werden. Erinnern Sie sich noch, wie schwach Corinna sich fühlte, nachdem sie ein paar

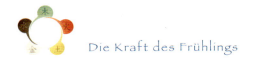

Die Kraft des Frühlings

Kilometer gelaufen war? Intensiver Sport überfordert den untrainierten Körper einfach. Daher sind sanfte Bewegungsformen wie längere Spaziergänge, Tai Chi, Qi Gong oder Yoga optimal für diese Zeit.

Möglichkeiten, wieder fit zu werden

Bewegung heißt nicht unbedingt anstrengender Sport. Lassen Sie es genüsslich angehen.

Spaziergänge sind schon sehr gut, aber Sie können sie noch wirksamer machen. Zum Beispiel können Sie beim Gehen in die Hände klatschen – mal vor und mal hinter dem Körper. So üben Sie nicht nur Ihre Physis, sondern gleichzeitig auch Ihre Koordination. Außerdem stimulieren Sie dabei die Meridianpunkte in Ihren Händen und fördern den Fluss des Qi. In China ist das eine sehr beliebte Übung.

Ideal wäre es, wenn Sie Tai Chi, Qi Gong oder Tanzen üben – und zwar gemeinsam mit anderen Menschen. Zusammen macht es mehr Spaß, und der hilft bei der Mobilisierung des Leber-Qi. Machen Sie die Übungen am besten draußen, wenn es schon grün ist. Grün ist die Farbe des Frühlings, auch sie aktiviert das Leber-Qi. Sonne, Wind und Pflanzen enthalten die Essenz der Natur. Wenn Sie Zeit an der frischen Luft verbringen, werden Sie auch von dieser Essenz genährt.

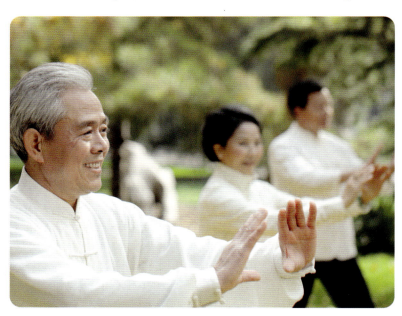

Tai Chi oder Qi Gong im Freien gemeinsam zu üben, ist in China selbstverständlich.

So bleiben Sie gesund!

> **Vorsicht!**
>
> Wenn Sie draußen aktiv werden wollen, sollten Sie sich unbedingt warm anziehen. Denn im Frühling erwachen nicht nur unser Körper und das Qi, sondern ebenso auch alle Krankheitserreger. Wenn Sie sich anstrengen und gleichzeitig den Körper auskühlen lassen, haben alle möglichen Erreger eine sehr gute Chance, Sie anzugreifen.

Leber-Qi-Gong

Diese Übung wird schon seit sehr langer Zeit in China praktiziert. Die Erfahrung hat gezeigt, dass sie hilft, die verbrauchte Energie zu eliminieren und neue Energie aufzunehmen, dass sie den Fluss von Qi und Blut fördert, die Meridiane befreit und die Leberfunktion optimiert. Außerdem ist die Übung ziemlich einfach. Sie brauchen nicht viel Platz und müssen nicht besonders trainiert sein, um sie durchzuführen. Aber was Sie unbedingt brauchen, sind Aufmerksamkeit und innere Ruhe.

Am besten üben Sie das Leber-Qi-Gong während der drei Frühlingsmonate zweimal pro Tag, morgens und abends, jeweils drei Durchgänge. Achten Sie vor allem darauf, dass Sie ruhig bleiben, wenn Sie üben. Die Bewegungen sollten sanft, langsam und kontrolliert sein. Auch der Atem ist dabei sehr wichtig, Sie atmen beim Üben durch die Nase ein und durch den Mund aus.

Ziehen Sie lockere Kleidung an und finden Sie einen ruhigen Platz, am besten draußen, möglichst von freier Natur umgeben und in frischer Luft. Sie können aber im Grunde überall üben: ob in Ihrem Garten oder in Ihrem Wohnzimmer. Die Hauptsache ist, dass Sie sich wohlfühlen und nicht gestört werden. Sie können bei den Bewegungen gern an etwas denken, das Ihnen Freude macht. Entspannen Sie sich zunächst, dann geht es los.

Mit Bewegung im Freien begrüßen Sie die neu erwachende Natur.

1. Anfang

• Blicken Sie nach Osten, da Osten und Frühling zusammengehören. Die Füße schulterbreit auseinander, die Knie leicht gebeugt, Kopf und Hals aufrecht. Ziehen Sie den Bauch ein wenig ein und halten Sie den Rücken gerade. Die Arme lassen Sie locker hängen, unter den Achseln ist etwas Luft. Die Ellenbogen nicht durchgestreckt, zwischen Armen und Körper sollte ein bisschen Raum sein. Entspannen Sie sich. Blicken Sie gerade nach vorn.

2. Bauchatmen

• Atmen Sie tief in den Bauch. Beim Ausatmen spannen Sie Bauch und Po an und verlagern Ihr Gewicht auf die Fersen. Die Zehen berühren jetzt nur noch leicht den Boden.

• Wenn Sie einatmen, lassen Sie Bauch und Po locker und verlagern Ihr Gewicht auf die Fußballen. Bei der Einatmung schließen Sie leicht die Lippen und pressen die Zunge an den Gaumen. Finden Sie einen harmonischen Atemrhythmus.

3. Ärger zeigen

• Stehen Sie jetzt stabil, das Gewicht gleichmäßig auf die gesamten Fußsohlen verteilt. Atmen Sie tief ein und heben Sie Ihre Hände dabei langsam seitlich nach oben. Die Handflächen weisen nach oben.

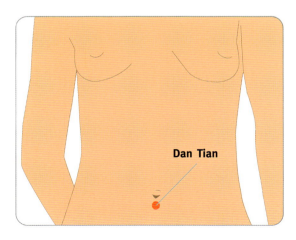

Das Dan Tian, das Sie am Schluss der Übung aktivieren.

• Führen Sie die Bewegung weiter, bis Ihre Hände sich über dem Kopf berühren. Pressen Sie die Handflächen zusammen, ziehen Sie die Arme leicht nach hinten. Drehen Sie Ihren Kopf nach rechts und das Gesicht leicht nach oben rechts. Der Körper dreht sich dabei langsam und sanft mit nach rechts. Weiter einatmen.

• Wenn Sie sich ganz nach rechts gedreht haben, ziehen Sie Ihr Kinn nach oben und öffnen weit die Augen, so als ob Sie sehr wütend sind. Atmen Sie dabei kräftig aus: »schschsch«.

So bleiben Sie gesund!

- Machen Sie dieselbe Drehung nach links und wiederholen Sie sie dann zu jeder Seite noch 2-mal. Zum Schluss trennen Sie die Hände und senken sie langsam. Lassen Sie nun die Arme locker hängen, sodass die Finger die Oberschenkel leicht berühren, wie am Anfang.

4. Abschluss

- Atmen Sie tief durch. Schließen Sie Augen und Lippen. Entspannen Sie sich und beruhigen Sie den Geist, wenn Gedanken auftauchen.
- Pressen Sie Ihre Zunge an den Gaumen und lassen Sie die oberen und unteren Zähne sanft gegeneinander klopfen. Schließlich schlucken Sie mit Kraft die Flüssigkeit, die durch dieses Klopfen erzeugt wird, und schicken sie in Ihrer Vorstellung nach unten zum unteren Dan Tian, einem Energiezentrum ziemlich genau an Ihrem Bauchnabel, nur ein paar Fingerbreit hinter der Bauchdecke.

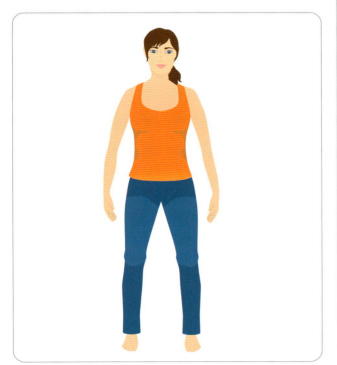
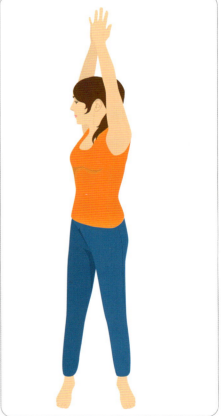

Leber-Qi-Gong: links Schritt 1 und rechts Schritt 3 der Übung.

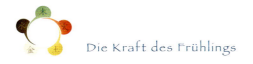 Die Kraft des Frühlings

Fußbäder und Meridianpunktmassage

Fußbäder sind für alle Jahreszeiten geeignet. Selbst wenn sie mit purem warmem Wasser durchgeführt werden, fördern sie den Fluss von Blut und Qi und vertreiben Toxine aus dem Körper. Für ein richtiges Fußbad nach der chinesischen Medizin brauchen Sie jedoch ein paar zusätzliche Dinge: einen Holzeimer und ein Fußbademittel.

Ein Holzeimer ist deutlich besser als ein Eimer aus Plastik oder Metall geeignet, weil Holz die Wärme länger hält. Außerdem hat die Leber

Fußbäder tun dem ganzen Körper gut, und das nicht nur in der kalten Jahreszeit.

Hinweise zu den Fußbädern

Ein Fußbad ist nicht für jeden gesund. Bestimmte Gruppen sollten es vermeiden, insbesondere:
- Diabetiker: Im fortgeschrittenen Stadium haben die Patienten oft Sensibilitätsstörungen, dadurch besteht das Risiko der Verbrühung. (Das kann durch genaues Messen der Temperatur aber verhindert werden.)
- Patienten mit Herzkranzgefäßerkrankung: Überwärmung kann, auch wenn es nicht sehr wahrscheinlich ist, einen Angina-Pectoris-Anfall oder gar einen Herzinfarkt auslösen.
- Patienten mit tiefer Beinthrombose: Überwärmung kann die Thrombose ablösen. Schwimmend kann sie dann zu einer gefährlichen Embolie führen.
- Für Kinder sind Fußbäder nicht schädlich, aber auch nicht sinnvoll, da das Qi der Kinder reines Yang-Qi ist. Es steigt auf und bewegt sich immer. Deswegen brauchen Kinder keinen zusätzlichen Antrieb von außen.
- Alte, schwache und auch stark schwitzende Menschen sollten das Fußbad besser verkürzen und nur bis zu einem leichten Schwitzen baden.

So bleiben Sie gesund!

die Eigenschaft Holz und die Niere die Eigenschaft Wasser. Wasser nährt Holz, und die Niere nährt die Leber. Ein Fußbad im Holzeimer kräftigt daher das Leber-Qi besonders gut.

Kräuter für das Fußbad

Es gibt unendlich viele Kräuter, die man als Fußbademittel verwenden kann. Leider kann man viele der traditionellen chinesischen Kräuter in Europa nur schwer finden. Deswegen verzichte ich hier auf komplizierte Rezepte und stelle Ihnen nur für jede Jahreszeit ein oder zwei geeignete Bademittel vor, die Sie einfach in Ihrer Küche, im Supermarkt oder in einem Asia-Laden finden können.

Die beste Zeit für ein Fußbad ist zwischen neun und zehn Uhr in der Nacht, wenn sich das Qi sehr aktiv in den Meridianen bewegt.

Kräuter, aber zuweilen auch Gemüse wie Lauch oder Ingwer können das Fußbad besonders wirksam werden lassen.

Meridianpunkte massieren

Solche Massagen gleichen Disharmonien aus. Deswegen sind meistens dieselben Punkte zugleich für gegenteilige Probleme, zum Beispiel Mangel und Überfluss, wirksam. Für jede Störung stehen mehrere Punke zur Verfügung. Die Reihenfolge, in der Sie sie massieren, spielt keine Rolle. Es wäre aber gut, wenn Sie bei einer Behandlung alle für das betreffende Problem empfohlenen Punkte ansprechen. Im Alltag können Sie die Punkte, die Sie leicht erreichen, auch mal zwischendurch massieren.

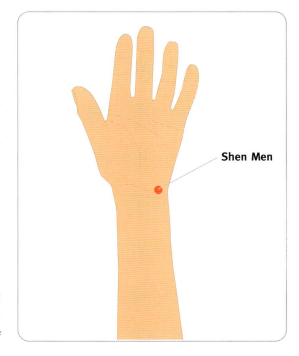

Zur Beruhigung und für einen guten Schlaf

Der Punkt Shen Men ist sehr wirksam gegen Unruhe und Schlaflosigkeit. Er liegt auf dem Herz-Meridian am Handgelenk. Tasten Sie mit Ihrem Daumen entlang der Handgelenkfalte an der Handaußenkante. Der Punkt liegt auf

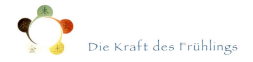
Die Kraft des Frühlings

dem Knochen. Massieren Sie ihn an der linken Seite mit dem rechten Daumen und den Punkt an der rechten Seite mit dem linken Daumen. Jede Seite 30-mal. Sie können diesen Punkt jederzeit, im Büro, in der Küche oder sogar im Bus massieren.

Gegen Menstruationskrämpfe

Fußbad
- Bademittel: Sichuan-Pfeffer (auch Szechuan-Pfeffer).
- 50 Gramm Pfeffer 20 Minuten kochen, danach abseihen und den Sud ins Fußbadewasser geben. Es sollte im Holzeimer etwa 20 Zentimeter tief sein und 48 Grad betragen.
- Baden Sie Ihre Füße etwa 20 bis 30 Minuten, bis Sie an Stirn und Rücken zu schwitzen beginnen. Achten Sie darauf, Ihre Füße nach dem Fußbad warm zu halten, und trinken Sie ein großes Glas warmes Wasser.

Massage
Bei Menstruationsstörungen können Sie zwei Punkte, die zum Leber-Meridian gehören, massieren, nämlich Qi Men und Tai Chong. Egal, ob Sie unter blockiertem oder übersteigendem Leber-Qi leiden, können Sie diese Meridianpunkte drücken, da sie beide Störungen

> Schmerzen während der Menstruation können vielfache Gründe haben. Oftmals hängen sie mit der Leber zusammen.

> **Tipp**
>
> Mit Fußbad und Massage können Sie schon eine Woche vor der Menstruation anfangen. Während die Periode akut ist, sollten Sie keine Meridianpunkte massieren. Das Fußbad können Sie gern weiterhin genießen. Nehmen Sie während der Blutung keine kalten Getränke oder Speisen zu sich, treiben Sie keinen intensiven Sport und halten Sie den Bauch warm.

So bleiben Sie gesund!

ansprechen. Sie wirken, wenn das Qi zu schwach ist, ebenso wie wenn es zu dominant ist. Diese zwei Punkte sind übrigens auch bei anderen leberbezogenen Beschwerden sehr wirksam.

Qi Men: Qi Men liegt im sechsten Zwischenrippenraum, und zwar senkrecht unter der Brustwarze. Wenn Sie eine Linie von der Brustwarze senkrecht nach unten und eine waagerechte Linie vom Ende des Brustbeins aus ziehen, finden Sie Qi Men am Treffpunkt der beiden Linien. Drücken Sie auch diese Punkte auf beiden Seiten 30-mal mit dem Mittelfinger und massieren Sie dabei kreisend.

Tai Chong: Dieser Punkt befindet sich auf dem Fußrücken zwischen der großen und der zweiten Zehe. Setzen Sie sich bequem hin und legen Sie den Zeigefinger auf den Mittelpunkt des Zehenzwischenraums, wo die zwei Zehen sich treffen. Drücken Sie den Finger leicht gegen den Fuß und ziehen Sie ihn auf dem Fußrücken entlang. Seitlich des Fingers spüren Sie die beiden Mittelfußknochen. Tai Chong finden Sie dort, wo diese zwei Knochen sich treffen. Drücken Sie mit dem Daumen 30-mal fest auf den Punkt, gleichzeitig an beiden Füßen oder auch nacheinander. Der Druck darf ruhig leicht schmerzhaft sein.

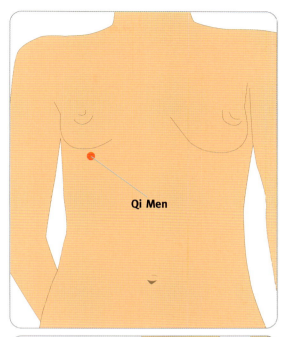

Weitere Meridianpunkte bei Menstruationsschmerzen

Es gibt drei weitere Meridianpunkte, die gegen Menstruationsschmerzen wirken. Sie heißen San Yin Jiao, Xue Hai und Zi Gong.

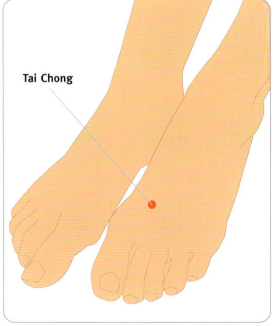

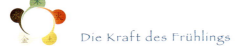 Die Kraft des Frühlings

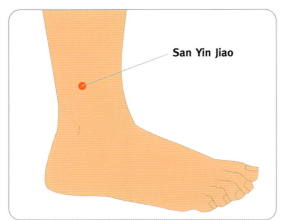

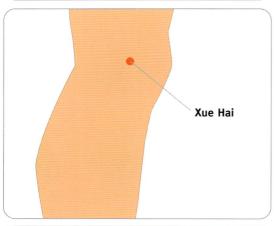

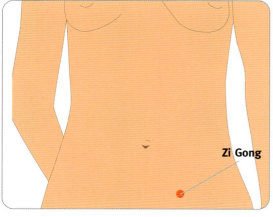

San Yin Jiao: Diesen Punkt auf dem linken Unterschenkel finden Sie, indem Sie die rechte Hand mit geschlossenen Fingern, Handkante parallel zum Boden, an den inneren Knöchel legen, sodass der kleine Finger direkt auf der Knöchelspitze liegt. Suchen Sie den Punkt, an dem sich Zeigfinger und Schienbein treffen. San Yin Jiao finden Sie in dem weichen Gewebe an der Schienbeininnenseite. Drücken Sie auch ihn 30-mal mit dem Mittelfinger, nacheinander an beiden Beinen. Wieder pressen Sie die Punkte und massieren sie kreisend.

Xue Hai: Dieser Punkt enthält viel Blut und ist an der Blutregulation beteiligt. Xue Hai befindet sich an der Innenseite des Oberschenkels, in der Nähe des Knies. Setzen Sie sich hin und strecken Sie ein Bein. Auf der Innenseite des Knies sehen Sie eine Delle, über der ein Muskel ansetzt. Im unteren Teil der Delle ist der Xue-Hai-Punkt. Wenn Sie den Punkt gefunden haben, spüren Sie das deutlich an einem Schmerz. Xue Hai liegt tief unter dem Muskel. Um ihn besser zu stimulieren, können Sie beide Daumen aufeinanderlegen.

Zi Gong: Zi Gong bedeutet auf Deutsch »Gebärmutter«. Dieser Punkt ist sehr wirksam bei gynäkologischen Beschwerden. Sie finden ihn am Bauch: Legen Sie sich hin und ziehen Sie eine waagerechte Linie fünf Fingerbreit unter dem Bauchnabel entlang und eine senkrechte Linie vier Fingerbreit seitlich vom Nabel: Wo beide sich treffen, finden Sie den Zi-Gong-Punkt, rechts und links am Körper. Und auch ihn können Sie drücken und massieren.

Im Alltag: zehn kleine Genüsse

Die chinesische Medizin ist nicht nur eine Heilkunst, sondern auch eine Philosophie. So haben die Chinesen immer sehr viel Wert darauf gelegt, im Alltag einen fröhlichen und erfüllenden Lebensstil zu führen. Schon vor tausend Jahren in der Song-Dynastie hat der bekannte Dichter Chen Zhi einen Lebensstil mit »zehn kleinen Genüssen« gefordert und auch selbst praktiziert. Bis heute sind diese Genüsse im Alltag sehr beliebt. Nur leider wenden sie immer weniger Leute in ihrem eigenen Leben wirklich an, da sie meinen, einfach nicht genug Zeit dafür zu haben. Aber stimmt das wirklich?

Gerade im Frühling ist die Natur voller Vitalität. Gehen Sie hinaus, genießen Sie die Sonne, unternehmen Sie etwas mit Ihren Kindern, Freunden oder Nachbarn. Dadurch wird Ihr Leber-Qi sich wohlfühlen, auf angenehme Weise in Gang kommen, Sie durch einen harmonischen Frühling tragen und auf einen gesunden Sommer vorbereiten.

Laut einer Umfrage verbringt ein Erwachsener in Deutschland durchschnittlich 212 Minuten vor dem Fernseher. Täglich! Während dieser 212 Minuten könnten wir sehr viel Gutes für Körper und Geist tun: zum Beispiel mit den zehn kleinen Genüssen.

Die zehn kleinen Genüsse

Die von Chen Zhi beschriebenen kleinen Genüsse sind:
- lesen,
- sich mit Freunden unterhalten,
- sich ausruhen,
- in der Sonne sitzen,
- ein Schlückchen Wein trinken,
- den Garten bestellen,
- Musik genießen,
- Kalligrafie,
- Spaziergänge und
- Leibesübungen.

Lassen Sie sie in Ihr Leben einfließen und ergänzen Sie sie durch weitere genussvolle Aktivitäten.

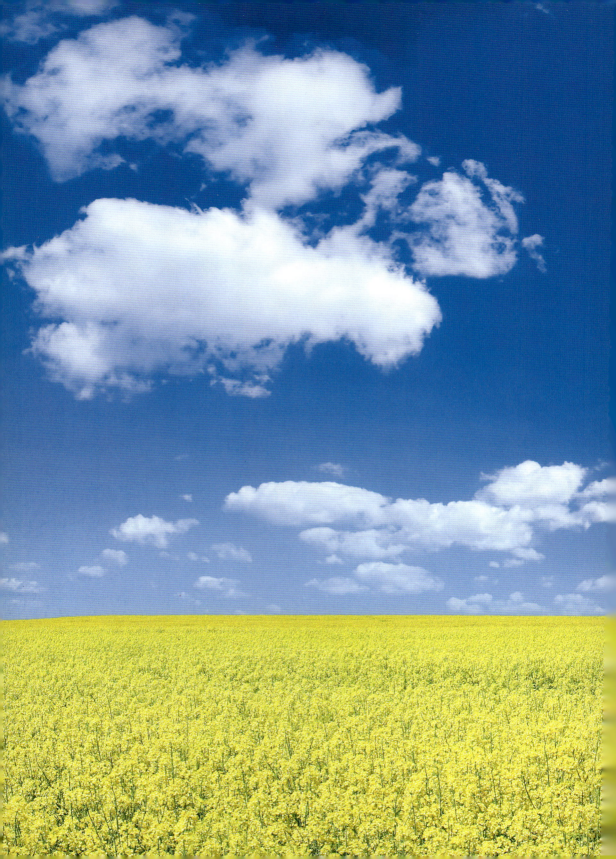

Die Kraft des Sommers

Die drei Monde des Sommers sind die Zeit,
da die Natur voller Leben ist und voller Kraft.
Das Qi des Himmels und das Qi der Erde treffen sich in Einigkeit.
Die Pflanzen treiben Blüten, tragen Früchte.
So soll der Mensch in dieser Zeit in Eintracht mit dem Qi des Sommers sein.
Nun ist von Nutzen:
spät zu Bett und früh sich zu erheben,
sodass die Kraft der Sonne wirken kann.
Es ist nicht gut, stets nur im Schatten zu verweilen.
Auch ist nicht gut, im Ärger zu verweilen.
Nun ist von Nutzen:
Die Gefühle frei zu lassen,
Lebensfreude, Blüten und Früchten gleich, offen zeigend.
Früh aus dem Haus, spät abends heimkehren,
als ob man seine Liebste in den Auen sucht.
Dies sind die Regeln, die den Weg zu langem Leben weisen.
Mangel an Sommer-Qi schadet dem Herzen
und bringt im Herbste Leid.
Ist die Essenz im Herbst nicht aufgefüllt,
wird es auch dann nicht mehr gelingen,
es fehlt die Kraft, und winters wird die Krankheit walten.

Aus »Die Medizin des Gelben Kaisers« von Huang Di

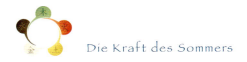

Die Kraft des Sommers

Andreas' Sommer

Als Andreas aufwacht, ist es schon nach elf Uhr. Letzte Nacht musste er bis drei Uhr morgens am Schreibtisch sitzen. Seit seiner Beförderung hat er immer öfter seine Wochenenden so verbracht.

»Alles hat seinen Preis«, denkt er. Er steht unwillig auf und öffnet die Vorhänge. Die grelle Sonne sticht ihm in die Augen. Schon wieder ein heißer Tag. Die letzte Nacht waren es schon über 20 Grad, doch es war ihm merkwürdigerweise unangenehm kühl.

Obwohl er acht Stunden geschlafen hat, fühlt er sich nicht erfrischt. Er scheint Blei in den Beinen zu haben. Ein Blick in den Spiegel erschreckt ihn: Was für ein blasses und abgezehrtes Gesicht er hat! Als er in die Küche tritt, meint er, seine Frau Petra überall zu sehen – obwohl sie dieses Mal wirklich weg ist. Gestern Abend hätte er sie fast angerufen. Er hat die Nummer herausgesucht und sie minutenlang angestarrt. Dann nahm er das Telefon zur Hand und stockte. »Sie sollte sich bei mir entschuldigen und nicht anders!« Er legte das Telefon wieder weg.

Ist es denn seine Schuld, dass er so viel arbeiten muss? Er ist schon 45. Die Beförderung ist seine letzte Chance, seine Karriere weiterzubringen. Er macht das alles nicht nur für sich selbst, sondern auch für die Familie, für Petra. Ist das so schwer zu verstehen? Oder gibt es andere Probleme?

»Es ist nutzlos, darüber zu spekulieren. Lass es!«, denkt er. Er holt eine Schüssel und macht sich ein Müsli. Er hat nur wenig Appetit, doch er braucht ja Energie für die weitere Arbeit. Außerdem hat er sich mit seinen Freunden vom Verein verabredet, nachmittags Fußball zu spielen. Früher hat er die Leute vom Verein regelmäßig getroffen und mit ihnen zusammen trainiert. Seit zwei Jahren aber kommt er einfach nicht mehr dazu. Obwohl er sich darauf freut, seine Freunde wiederzusehen, hat er wenig Lust, loszufahren und auf dem Platz herumzulaufen. Aber er hat versprochen, dass er kommt.

Er hat sich schon lange nicht mehr mit seinen alten Freunden beschäftigt. Das Projekt, das er jetzt leitet, ist sehr wichtig für die

> **Die typischen Sommerbeschwerden sind ganz anders als die des Frühlings.**

Andreas' Sommer

Firma. Er muss kreativ und organisiert sein und seine Mitarbeiter motivieren. Er muss seinem Boss und vor allem Petra beweisen, dass er kompetent ist.

Nach einer Tasse Kaffee sitzt er schon wieder vorm Computer. Aber er kann nicht klar denken. Er fühlt sich schwindlig und zerfahren. Das passiert ihm immer öfter. Manchmal hat er das Gefühl, seine Brust wird von irgendetwas so erfüllt, dass er kaum mehr atmen kann.

Um drei klingt sein Wecker. Es ist bald Zeit loszufahren. Jetzt muss er noch mal etwas Richtiges essen. Im Kühlschrank gibt es ein paar Wiener und Kartoffelsalat. Das isst er innerhalb von fünf Minuten.

Die Sportfreunde sind alle gekommen, und das Spiel fängt pünktlich an. Andreas ist der Torwart. Er muss nicht mitlaufen. Aber trotzdem scheinen ihm die Luft zu schwül und die Leute zu laut. Außerdem schwitzt er fruchtbar. »Bin ich zu alt für diesen Sport?«, fragt er sich. »Auch als Torwart?« Er wird jetzt nicht nur schwach, sondern auch traurig. Er muss beweisen, dass er kein Schwächling ist. Jedes Mal, wenn die Spieler sich seinem Tor nähern, klopft sein Herz, und er erlebt einen neuen Schweißausbruch. »Komisch«, denkt er. »Mir ist

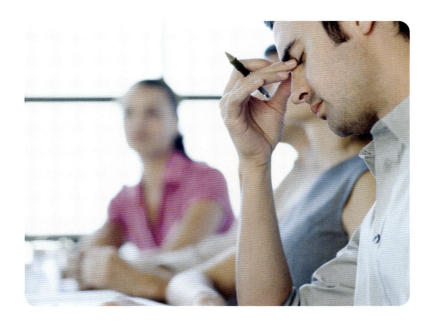

Erschöpfung und Antriebslosigkeit, darunter leiden auch viele jüngere Menschen.

nicht heiß, warum schwitze ich dann so stark?« Die Gegner sind wirklich gut. Schon wieder stehen sie vor dem Tor. Andreas bereitet sich auf die Attacke vor. Aber seine Atmung wird immer kürzer, und sein Herz schlägt immer schneller. Er legt seine Hand auf die Brust und öffnet den Mund, so weit er kann, als ob er keine Luft bekäme. Der Stürmer, der neben ihm herumläuft, bleibt plötzlich stehen und fragt: »Mensch, geht's dir nicht gut? Was ist los mit dir?«

Was ist mit Andreas los?

Was der Stürmer sah, erschreckte ihn. Andreas war blass, schweißgebadet, kurzatmig und hatte Angst in den Augen. Er fühlte sich so furchtbar, dass er dachte, das war's. So etwas hat er noch nie erlebt.

Er fühlt sich erschöpft und sein Herz klopft

Andreas muss viel arbeiten. Jeden Tag, hochkonzentriert. Aber nach der Arbeit ist er oft fix und fertig. Sein Herz klopft manchmal sehr laut. Wenn er etwas Schweres trägt, ist es noch schlimmer.

Er ist blass und seine Haut ist matt und trocken

Andreas scheint ein typisches Bild vieler heutiger Gestresster abzugeben.

Andreas hätte fast einen Schock erlitten, als er sein Gesicht im Spiegel sah, so blass und ausgelaugt sah er aus. Noch vor Kurzem wirkte er doch eigentlich ganz gesund!

Ihm ist kalt

Obwohl es Sommer ist, ist Andreas nachts kalt. Er mag es nicht einmal mehr, am Abend auf dem Balkon zu sitzen. Die frische Luft der Nacht ist ihm unangenehm.

Er fühlt sich antriebslos

Eigentlich ist Andreas sehr motiviert, bei der Arbeit alles richtig zu machen. Er hat eine großartige Zukunft in der Firma. Aber ab und zu möchte er nur dasitzen und nichts tun. Früher hatte er immer Pläne für das Wochenende: Leute treffen, wandern gehen … Aber jetzt hat er weniger Zeit und gar keine Initiative mehr, etwas zu unternehmen.

Der Sommer und das Herz

Der Sommer und das Herz

Dieser Sommer ist einfach zu viel für Andreas gewesen: Die langen Nächte, die stressige Beziehung, die starken Emotionen haben ihn überfordert. Das Qi kann ihn nicht mehr mit genügend Energie versorgen. Er leidet unter Herz-Qi-Mangel, was sich später zu einem Mangel an Yang-Qi entwickelte. Warum sind die Warnsignale nicht früher aufgetaucht? Weil das Herz im Sommer besonders angreifbar ist. Der Sommer und das Herz teilen eine Eigenschaft: Sie gehören beide zum Element Feuer.

An einem sonnigen Sommertag kann man sich nur schwer an der Vorstellung freuen, neben einem Feuer zu sitzen. Der Sommer selbst ist bereits hell und heiß. Hierzulande scheint die Sonne im Sommer über zehn Stunden täglich, und es gibt Tage, an denen man an nichts als an Eis denkt. Sommer ist voller Licht, Hitze und Vitalität, genau wie das Feuer. Das ihm entsprechende Herz ist nicht von ungefähr das robusteste Organ des Menschen. Es enthält die größte Konzentration an Yang-Qi in unserem Körper. ,

> Die Warnung an Andreas ist eindeutig da. Sein Herz ist überfordert und braucht Pflege und Aufmerksamkeit, sonst wird er ernsthafte Probleme mit seiner Gesundheit bekommen.

Element Feuer

Das Feuer hat die Menschheit immer fasziniert. Wir beobachten gern, wie seine Flamme tanzt, und wir genießen die Hitze. Feuer hat uns schon immer Licht, Wärme und Energie geschenkt.
Die Natur des Feuers ist wild. Wenn es frei brennt, kann es nur schwer gestoppt werden. Es frisst alles, was seinen Weg kreuzt. Die Flammen können meterhoch steigen, und man kann Kilometer entfernt das Leuchten sehen. Niemand kann ohne Schutz in seine Nähe, weil die Hitze einfach unerträglich ist. Alles, was leuchtet, erhitzt und steigert, teilt auch die Eigenschaft des Elements Feuer.

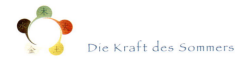
Die Kraft des Sommers

Vitalität und Wachstum

Im Sommer ist das Thema Wachstum. Die Natur entfaltet viel Energie und Vitalität, was der Eigenschaft des Yang-Qi entspricht: stimulierend und wachsend. Wir müssen das Yang-Qi des Herzens aber ermutigen und pflegen, sodass es weiter Wachstum und Entwicklung fördern kann. Außerdem ist die Haut im Sommer sehr durchlässig, das Yang-Qi wandert dadurch vermehrt nach außen. Daher geht es auch leichter verloren, wenn wir uns nicht darum kümmern.

Die TCM geht an den Körper des Menschen ganz anders heran als die westliche Medizin. Sich da hineinzudenken, bringt viele Aha-Erlebnisse.

Ausreichend Yang-Qi im Herzen macht uns mutig, dynamisch und voller Antriebskraft. Mangelndes Yang-Qi im Herzen führt hingegen zu Blässe, Antriebslosigkeit, Herzklopfen, Konzentrationsschwäche und Leistungsverminderung. Überflüssiges Yang-Qi wird produziert, wenn das Feuer des Herzens zu wild brennt, und das geht auf Kosten des Yin-Qi. Im Sommer schwitzt man heftig, viel Körpersaft wird im Schweiß ausgeschieden, der aber wiederum das Yin-Qi enthält. Häufiges starkes Schwitzen vermindert es daher, und dies passiert im Sommer auch recht häufig.

Wenn das Yin-Qi gestört ist, hat man ein rotes Gesicht und fühlt sich ruhelos. Dies führt auch zu körperlichen Beschwerden. Darüber wird später in diesem Kapitel noch detailliert gesprochen. Was das Herz braucht, ist nicht nur ausreichend Qi, sondern Harmonie: Yin und Yang in perfekter Balance. Bei Andreas fehlt diese Harmonie. Das Yin-Qi unterdrückt das Yang-Qi, dadurch fühlt er sich nicht gut. Er braucht unbedingt eine Stärkung des Herz-Qi, vor allem des Yang-Qi.

Aber warum genau führt die Qi-Störung im Herzen zu den beschriebenen Beschwerden bei Andreas? Um diese Frage zu beantworten, müssen wir einen Blick auf unser Herz werfen.

Was macht das Herz?

Das Herz nimmt sowohl die Essenz als auch die Körperflüssigkeit auf. Mit der Hilfe des Herz-Feuers wird das Blut (im Sinne der TCM) im Herzen produziert. Es kreist dann im Körper und nährt ihn.

Der Sommer und das Herz

> **Blut**
>
> Bitte beachten Sie, dass Blut in der TCM nicht dasselbe ist wie das Blut in der Schulmedizin, das aus Blutzellen und Blutplasma besteht. In der TCM geht es beim Blut um ein Prinzip, es ist gewissermaßen die Mischung von »Körperflüssigkeit« und »Essenz« aus der Nahrung.

Das Herz reguliert den Blutkreislauf

Das Herz-Qi treibt das Blut durch den Herzschlag voran. Ausreichend Herz-Qi und ein harmonisches Verhältnis zwischen Yang-Qi und Yin-Qi im Herzen gewährleisten einen kräftigen und regelmäßigen Herzschlag. Mangelndes Herz-Qi führt zu einem schwachen Herzschlag. Wenn das Yang-Qi dominiert, wird der Puls schwach und schnell. Wenn das Yin-Qi dominiert, wird der Puls schwach und langsam. In beiden Fällen leidet man unter Herzklopfen.

Das Herz fördert und reguliert den Blutkreislauf in den Gefäßen, sodass das Blut alle Körperteile erreicht, sie ernährt und befeuchtet.

Das Herz sorgt für die Anpassungsfähigkeit der Blutgefäße

Außerdem reguliert das Herz-Qi die Erweiterung und Verengung der Blutgefäße, damit das Blut reibungslos im Körper kreisen kann. Yang-Qi und Yin-Qi arbeiten im Herzen zusammen, um einen optimalen Zustand der Gefäße zu erreichen, sodass das Blut weder stagniert noch stürzt. Nur wenn das Herz mit ausreichend Qi versorgt ist und Yin und Yang in Harmonie sind, kann das Blut den Körper ernähren. Dann hat man warme Extremitäten und einen ruhigen Puls.

Im Herzen wohnt Shen

Shen hat vielfältige Bedeutungen. Für unseren Zusammenhang ist wichtig, dass Shen die mentalen, psychologischen und intellektuellen Fähigkeiten repräsentiert. Unser Bewusstsein, unsere Gedanken und

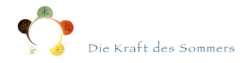 Die Kraft des Sommers

Gefühle und unsere Persönlichkeit werden von Shen beherrscht. Eine emotionale und psychologische Störung schadet daher in erster Linie dem Shen des Herzens. Dieses überwacht die Koordination verschiedener Körperfunktionen. Wenn das Shen unkontrolliert ist, bricht ein Chaos zwischen den Organen aus.

Ein tieferer Blick auf Andreas' Probleme

Jetzt haben wir schon etwas mehr Verständnis für das Herz und seinen Zusammenhang mit dem Sommer. Werfen wir nun einen detaillierten Blick auf Andreas' Probleme.

Müdigkeit und Herzklopfen

Bewegung sollte immer moderat und dem körperlichen Vermögen angemessen sein.

Andreas' Beschwerden sprechen für einen sehr typischen Qi-Mangel, der in einen Mangel an Yang-Qi übergegangen ist. Einerseits ist er sehr oft spät ins Bett gegangen, andererseits hat er nur noch wenig Zeit in körperliche Aktivitäten investiert. Moderate Bewegung aber erzeugt Yang-Qi, und auch der Sonnenschein enthält viel davon. Im Sommer sollte man daher intensiven Kontakt mit dem Sonnenlicht haben, sodass das Yang-Qi des Herzens aufgefüllt werden kann. Natürlich sollten Sie nicht mittags in praller Sonne Sport treiben. Doch wenn Sie beispielsweise morgens oder abends im Schatten Tai Chi machen und ab und zu tagsüber in die Sonne gehen, bekommen Sie genügend Yang-Qi von der Natur.

Doch Andreas hat seine Tage nur im Haus sitzend verbracht. Außerdem arbeitet er zu viel und zu hart. Sein Herz-Qi hat sich verbraucht und konnte nicht gestärkt werden, weil er ihm keine Pause gönnt. Wenn das Qi nicht ergänzt wird, entwickelt sich im Lauf der Zeit ein Mangel an stimulierendem Yang-Qi. Dies zeigt sich in einem flachen Puls und verändertem Herzschlag. Wie Andreas spürt man dann die Herzschläge deutlich und hat auch oft ein Engegefühl in der Brust.

Ein tieferer Blick auf Andreas' Probleme

Blasse und trockene Haut

Ist die Gesichtsfarbe rosig und strahlend, deutet das auf ein gesundes Herz hin. Wenn man unter Qi-Mangel leidet, kann das Herz nicht ausreichend Blut herstellen und verteilen – man sieht blass aus. Die Haut wirkt trocken und matt, weil sie kaum noch ausreichend genährt wird. Kein Wunder also, dass Andreas so erledigt aussieht. Wenn im anderen Fall das Herz-Qi stagniert, dann hat man eine rote bis bläuliche Gesichtsfarbe.

Das Herz offenbart sich im Gesicht. Das heißt, man kann den Zustand des Herzens anhand der Gesichtsfarbe beurteilen.

Kältegefühle, auch im Sommer

Andreas ist kalt, besonders seine Hände und Füße fühlen sich kalt an. Dies ist ein sehr typisches Symptom bei Yang-Mangel. Das Yang-Qi erwärmt, das Yin-Qi kühlt. Wenn es an Yang-Qi mangelt, dominiert das Yin-Qi. Seine kühlende Wirkung bringt einerseits Kälte in den Körper, andererseits verlangsamt das Yin-Qi den Blutkreislauf. Dies verschlechtert die Wärmeregulation des Körpers noch weiter.

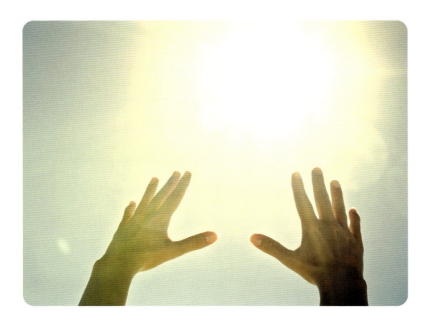

Der Sommer ist der Inbegriff von Weite, Wärme und Freude.

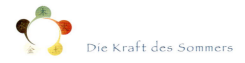

Die Kraft des Sommers

Außerdem spielt auch hier der Bewegungsmangel hinein. Bewegung erzeugt Yang-Qi, und Stille nährt Yin-Qi. Durch seinen Lebensstil mit wenig körperlicher Aktivität hat Andreas seine Kälteempfindlichkeit also verschlimmert.

Antriebslosigkeit

Woher kommen eigentlich die Energie und die Initiative, die uns aktiv werden lassen? Zunächst einmal die Energie: Unser Körper konsumiert Nahrung, um Energie zu erzeugen. Das Blut bringt die Essenz, die aus dem Herzen kommt, zu den Organen, die die Nahrung verarbeiten. Ein gesundes Herz ist daher die Voraussetzung für ausreichend Energie. Zum Zweiten die Initiative: Im Herzen wohnt Shen, der oben bereits beschriebene Vermittler allen geistigen und emotionalen Geschehens. Genau wie unser Körper braucht Shen Nahrung durch das Herz-Qi. Ein Qi-Mangel führt zu erschöpftem Shen, das dann nicht mehr in der Lage ist, die notwendige Unternehmenslust und Entschlusskraft zu produzieren.

Andreas hat viel Stress durch seine Arbeit. Was noch schlimmer ist, sind aber die Spannungen in der Beziehung mit seiner Frau Petra. Diese Spannung provoziert starke Emotionen im Herzen: Ärger, Angst, Enttäuschung, Sehnsucht und manchmal auch Schuldgefühle. Das Feuer des Sommers bringt nun noch mehr Unruhe und Ungeduld, die sein inneres Chaos verstärken. Sein Herz-Shen kann weder seine Emotionen kontrollieren noch kann es seine Kraft mobilisieren.

Das Herz ist wesentlich daran beteiligt, dass wir im Leben aktiv werden und Dinge wagen.

Die gegenteilige Störung: wenn das Yang-Qi überfließt

Andreas leidet, wie wir gesehen haben, unter einem Mangel an Yang-Qi des Herzens. Mein Onkel Huang hingegen ist ein Beispiel für die gegenteilige Störung. Seine Symptome sind typisch für einen ausgeprägten Yin-Qi-Mangel.

Die gegenteilige Störung: wenn das Yang-Qi überfießt

Huangs Sommer

Einmal beobachtete mein Onkel während eines Mittagessens seinen Freund Huang. Er schwitzte sehr viel und aß nur wenig. Er versuchte immer, sich in einer schnellen und ungeduldigen Art mit einem Fächer Kühlung zu verschaffen. Sein Gesicht hatte eine rote Farbe und wirkte seltsam feucht. Nach der Mahlzeit fühlte mein Onkel bei Huang den Puls. Er war ganz flach.

Huang erzählte, dass er oft Überstunden machen müsse und in den letzten Monaten wenig geschlafen habe. Er klagte über Müdigkeit, Appetitmangel, Schwindel und manchmal Kurzatmigkeit. In der Nacht träumte er viel wirres Zeug und erholte sich kaum. Außerdem bestätigte er diese starke Neigung zu schwitzen. Es war ihm ziemlich peinlich. Insgesamt war Huang sehr ungeduldig und leicht irritierbar geworden. Eigentlich war er immer ein ruhiger Mensch gewesen. Man sah ihm an, dass er unter dem Stress sehr litt.

Das Schwitzen

Wenn es im Sommer heiß ist, schwitzen wir alle. Aber wenn man bereits bei leichten Aktivitäten stark schwitzt, ist etwas nicht mehr in Ordnung. Exzessives Schwitzen spricht für einen ausgeprägten Qi-Mangel. Wenn das Shen des Herzens nicht von ausreichend Qi versorgt wird, verliert es seine Herrschaft über den Körper, und die Haut kann die Körperflüssigkeit nicht mehr so gut bewahren.

Das Blut und die Körpersäfte haben einen gemeinsamen Ursprung. Wenn man zu viele Körpersäfte verliert, wird auch die Menge des Blutes reduziert. Die Körperflüssigkeiten aber enthalten viel Yin-Qi. Dieser Teufelskreis führt dann zu Herzrasen und zu Yin-Mangel. Qi-Mangel kann sowohl mit Yang-Mangel als auch mit Yin-Mangel

Auch bezüglich des Herz-Qi gibt es Störungen, die einander entgegengesetzt sind.

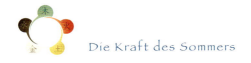

Die Kraft des Sommers

Es braucht ein wenig Geduld, die Symptome und Körpersignale richtig deuten zu lernen. Doch die anfängliche Mühe lohnt!

zusammen auftreten. Manchmal leidet man unter beidem zugleich: Yin- und Yang-Mangel. Viele Symptome treten bei beidem auf, zum Beispiel das Schwitzen. Wie aber können wir Yin-Mangel von Yang-Mangel unterscheiden? Es gibt einen einfachen Maßstab: Wenn einem häufig kalt ist und man antriebslos ist, dann mangelt es an Yang-Qi. Wenn man auffallende Wärme im Körper, besonders in Händen und Füßen spürt, zudem Unruhe, hat man eher einen Mangel an Yin-Qi. Nur ein gelernter und geübter Mediziner der TCM kann eine vernünftige, individuelle Beratung geben, wenn das Qi schon vollkommen durcheinander ist. Sie können aber dafür sorgen, dass es gar nicht so weit kommt, indem Sie Ihren Körper schon vorab beobachten, die Warnzeichen erkennen und die Weichen neu ausrichten.

Schlechter Schlaf und Ruhelosigkeit

Das erleben wir alle irgendwann im Lauf unseres Lebens: Angst, Begeisterung, starke Enttäuschung, Trauer oder extreme Freude können uns am Einschlafen hindern, und tagsüber können wir uns kaum

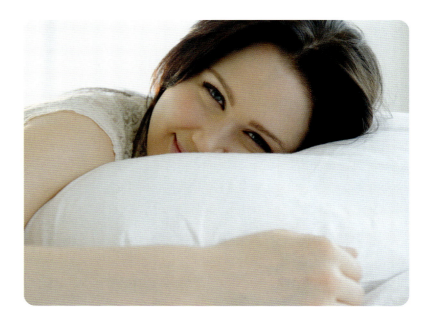

Guter Schlaf gehört zum Wichtigsten für die Gesundheit.

Die gegenteilige Störung: wenn das Yang-Qi überfießt

Auch Euphorie ist ungesund

Viele Menschen glauben, dass nur »negative Emotionen« ungesund sind. Doch auch extreme, ungezügelte Freude wirkt schädlich auf das Herz. Lassen Sie mich Ihnen in diesem Zusammenhang eine bekannte Figur aus China vorstellen: Fan-Jin, ein unglücklicher Schüler in der Qing-Dynastie. Er nahm mehrmals an der staatlichen Prüfung teil, um Beamter zu werden – aber jedes Mal scheiterte er. Sein Unglück begleitete ihn über 30 Jahre. Als er 54 war, kam plötzlich die Nachricht, dass er die Prüfung bestanden habe und sofort zum Beamten ernannt wurde. Fan-Jin freute sich so sehr, dass er einen Anfall von Wahnsinn erlitt. Die große plötzliche Freude hatte das Shen seines Herzens völlig aus der Bahn geworfen!

konzentrieren. Haben Sie schon einmal überlegt, warum das so ist? Sie haben schon erfahren, dass im Herzen Shen wohnt. Shen überwacht unsere Gefühle und ist auch für unsere Intelligenz und Persönlichkeit verantwortlich. Shen reagiert sehr stark auf mentale und emotionale Veränderungen in uns. Beunruhigtes Shen kann nicht mehr richtig wirken, und wir leiden unter Unruhe und Konzentrationsstörungen.

Huang stand in einer kritischen Phase seiner Karriere, in der er körperlich, geistig und emotional ganz mit seinem Beruf beschäftigt war. Er hat viel Energie und Zeit in ein wichtiges Projekt investiert. Jetzt betrachtete er es beinahe wie sein Kind. Die Erwartung, der Erfolg, die Anerkennung und auch die Möglichkeit des Scheiterns haben starke gemischte Emotionen in ihm hervorgerufen. Sein Shen ist verwirrt und kann seinen Geist nicht mehr beherrschen. Und das überflüssige Yang-Qi des Herzens verstärkt das Herz-Feuer noch weiter. Er wird immer unruhiger, auch im Schlaf – deswegen träumt er viel.

> Unter Schlafstörungen leiden so viele, dass sie fast als normal gelten. Doch man sollte ihre Ursache finden und sich wieder mehr Lebensqualität verschaffen.

Stress macht immer krank, aber die konkreten Symptome hängen mit der Konstitution, den Gewohnheiten und der Umgebung zusammen. Nicht jeder entwickelt dieselben Beschwerden, auch wenn die Lebensumstände ähnlich sind.

Überprüfen Sie sich selbst!

Ob Sie sich eher bei der Beschreibung von Andreas oder der meines Onkels Huang wiederfinden konnten – wenn Sie Anzeichen einer Störung des Herz-Qi bei sich feststellen, können Sie dies im Folgenden genauer untersuchen und dann gezielte Gegenmaßnahmen ergreifen (ab Seite 90).

Die Gesichtsfarbe beobachten

Ein gesundes Herz sichert sowohl die Durchblutung des Gesichts als auch die Ernährung der Haut. Der Qi-Fluss ist reibungslos, wenn man ein rosiges und strahlendes Aussehen hat. Ein blasses und mattes Gesicht deutet auf Qi- und Blut-Mangel hin. Ein rotes Gesicht spricht für exzessives Herz-Feuer, und eine bläuliche Farbe kommt oft von stagnierendem Qi und Blut.

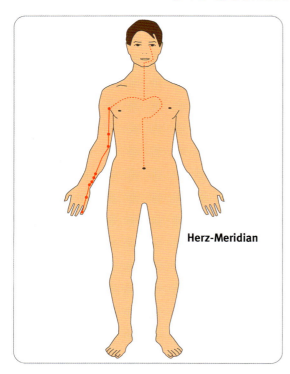

Der Herz-Meridian ist mit der Zunge verbunden.

Herz-Meridian

Die Zunge ansehen

»Das Herz öffnet sich in der Zunge«, sagt man in China. Die Zunge ist nämlich über den Herz-Meridian mit dem Herzen verbunden. Außerdem hat die Zunge reichlich Blutgefäße, und sie ist nicht von Haut, aber von Schleimhaut überzogen. Der Zustand des Herzens kann

Überprüfen Sie sich selbst!

daher in erster Linie über die Zunge beobachtet werden. Eine gesunde Zunge sieht rosig und feucht aus. Sie kann sich sehr flexibel bewegen. Eine blasse Zunge, insbesondere an der Spitze, zeigt einen Mangel an Blut im Herzen. Eine bläuliche, violette Zunge, manchmal mit dunklen Flecken, deutet auf eine Stagnation des Blutes hin. Die Zunge sorgt auch für die Fähigkeit, klar zu sprechen. Wenn das Shen des Herzens gestört ist, kann es sogar zu Sprechstörungen kommen.

Die Neigung zu schwitzen

Es wäre absolut falsch zu sagen, wer schwitzt, der ist krank. Manche Leute produzieren einfach mehr Schweiß, weil sie mit mehr Schweißdrüsen geboren wurden. Doch wahrscheinlich ist etwas nicht in Ordnung, wenn Sie bei leichten körperlichen Aktivitäten oder sogar in Ruhe schwitzen. Auch wenn Sie plötzlich deutlich stärker als früher schwitzen, sollten Sie sich die folgenden Hinweise zur Gesunderhaltung genauer anschauen.

Der gesamte Körper wird beobachtet, und aus vielen vermeintlichen Kleinigkeiten ergibt sich das Störungsbild.

Überblick über die typischen Herz-Qi-Störungen im Sommer

Qi-Mangel	Yang-Qi-Mangel des Herzens	Yin-Qi-Mangel des Herzens
• Schwäche	• Erschöpfung, Überforderung	• Appetitmangel
• blasse Haut	• Konzentrationsprobleme	• Schwindelgefühle
• Kurzatmigkeit	• Antriebslosigkeit	• Ungeduld, Gereiztheit
• Schwitzen	• Herzklopfen	• Herzklopfen
• flacher Puls	• flacher, manchmal langsamer Puls	• matter, manchmal schneller Puls
	• blasses Gesicht	• rotes Gesicht
	• matte, trockene Haut	• feuchte Haut
	• Kältegefühle	• trockener Mund
	• übermäßiges Schwitzen	• übermäßiges Schwitzen
		• intensive Träume

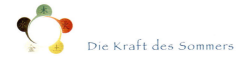 Die Kraft des Sommers

So bleiben Sie gesund!

Andreas hat zwar schon deutliche Probleme mit seinem Herzen, aber die Schädigungen sind reversibel. Er hat noch keinen Herzinfarkt erlitten oder eine schwere Herzkrankheit entwickelt. Durch eine Umstellung des Lebensstils und aufmerksame Pflege kann er seine Gesundheit zurückgewinnen – und Sie mit ihm, wenn Sie ähnliche Signale bemerkt haben sollten.

Mit ausgewählten Lebensmitteln können Sie sich schon sehr viel Gutes tun.

Der Sommer ist die Jahreszeit des Herzens. Wenn man jetzt etwas Gutes für das Herz tut, spricht es sehr willig an. Sie müssen nicht unbedingt viel unternehmen. Wichtig ist, dass Sie Aufmerksamkeit in Ihr Herz schicken und jeden Tag etwas für Ihr Herz machen: sich richtig ernähren, sich ein wenig bewegen, Stress reduzieren und Ruhe ins Herz bringen.

Bitter geht ins Herz hinein – und rot ist seine Farbe

Der Geschmack bitter ist sehr gut für das Herz. Es gibt zwar nicht viele Lebensmittel, die bitter sind, doch ein paar davon täglich können sehr gut helfen: Mandeln, Seetang, Bier (alkoholfrei), Artischocken, Bockshornkleesprossen, Radicchio, Rosenkohl, Rucola, Endivien, Löwenzahn.

Und eine weitere Nahrungsmittelgruppe hilft: Das Herz ist rot und es nimmt Nährstoffe und Qi von tendenziell roten Nahrungsmitteln besonders gut auf: Datteln, Rote Bohnen, Karotten, Tomaten, rote Äpfel, rote Paprika, Peperoni oder Chili, Kirschen, Wassermelonen, Pfirsiche, rotes Fleisch (insbesondere Rindfleisch).

Übertreiben Sie nicht mit diesen Lebensmitteln. Jeden Tag ein bisschen davon reicht. Das Herz kontrolliert die Leber; wird es übertrieben gefördert, könnte das überflüssige Herz-Qi die Leber unterdrücken.

Ernährung: bitter und rot

Auch hier gibt es wieder viele Möglichkeiten, über die Ernährung gezielt auf das Herz einzuwirken. Die Stichworte heißen: bitter und rot (siehe Kasten). Lebensmittel und Rezepte, die bei Mangel an Qi und speziell Yang- oder Yin-Qi helfen, finden Sie im folgenden Text.

Ernährung gegen Qi-Mangel

Wenn Sie sich oft müde und kurzatmig fühlen, Ihre Stimme leise und schwach ist und Sie zum Schwitzen neigen, leiden Sie vermutlich unter Herz-Qi-Mangel. Sie sollten dann das Qi nährende Lebensmittel zu sich nehmen, insbesondere: Ginseng, Lotussamen, Hirse, Kartoffeln, Datteln, Shiitakepilze, Kirschen und Hühnerfleisch. Radieschen und roher Rettich zerstreuen das Qi und sollten gemieden werden. Hier zwei Rezepte für Gerichte, die das Qi ergänzen.

Der erste Schritt ist die Bestimmung der Störung. Im zweiten Schritt wird mit bestimmten Nahrungsmitteln gezielt geheilt.

Ginsengsuppe

Wirkung: fördert das Qi des Herzens, stabilisiert Shen.

Hauptzutaten und deren Wirkung
Ginseng: nährt das Qi, behebt den Mangel, beruhigt das Shen.
Lotussamen: nähren das Herz und beruhigen das Shen.

Zutaten (für 2 Personen)
20 g Ginseng
20 Lotussamen (aus Asia-Laden, Apotheke oder übers Internet)
30 g Kristallzucker

Zubereitung
- Ginseng und Lotussamen eine Stunde in Wasser einweichen. Abgießen, waschen und mit dem Kristallzucker in eine kleine Schale geben, dazu eine halbe Schale Wasser.
- Die Schale im Wasserbad erhitzen. Aufkochen lassen und dann bei reduzierter Hitze eine Stunde weiterkochen lassen.

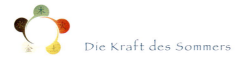

Die Kraft des Sommers

- Die Suppe trinken Sie zweimal pro Tag, morgens und abends. Wenn Sie es als Therapie ansehen wollen, sollten Sie sie eine Woche lang trinken. Auch die Lotussamen sollten Sie essen. Meiden Sie während dieser Therapie Rettich und Grünen oder Schwarzen Tee.

Bu-Qi-Hähnchensuppe

Wirkung: fördert das Qi, nährt das Blut.

Hauptzutaten und deren Wirkung
Hähnchenfleisch: nährt Qi und Blut, erwärmend.
Shiitakepilze: begünstigen den Kreislauf des Qi und des Blutes, beruhigen Shen.
Datteln: fördern das Qi, nähren Herz und Shen.

Zutaten (für 4 Personen)
1 frisches Hähnchen, etwa 1000 g
1 knapper TL Salz
20 g Wein
20 g Sojasoße
100 g frische Shiitakepilze
50 g getrocknete Datteln

Herzhaft mit ein wenig Süße: der Geschmack der Hähnchensuppe Bu Qi.

Tipp

Wenn Sie dünne Suppe nicht so gern mögen, können Sie sie mit Créme fraîche eindicken. Sie können die Rezepte natürlich insgesamt gern an Ihren Geschmack anpassen und kreativ variieren. Die Hauptzutaten sollen dabei allerdings nicht weggelassen oder ausgetauscht werden. Da Hühnerfleisch erwärmend ist, sollen Sie es nicht zu oft essen, wenn Sie einen ausprägten Mangel an Yin-Qi haben.

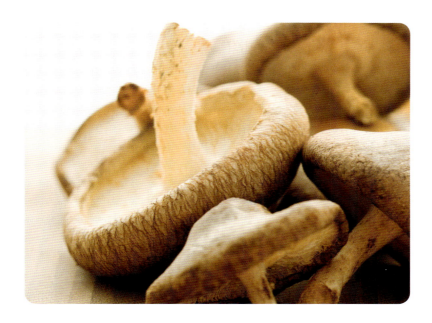

Shiitakepilze schmecken recht würzig und sind nicht nur in China sehr beliebt.

Zubereitung

- Das Hähnchen waschen. Salz und Wein darauf streichen. Achten Sie darauf, dass auch der Bauchraum bestrichen wird. Danach Sojasoße aufstreichen.
- Wasser in einen Topf gießen und aufkochen lassen. Das Hähnchen hineingeben. Noch mal aufkochen lassen. Danach mit reduzierter Temperatur eine Stunde kochen lassen.
- Das Hähnchen umdrehen. Die Shiitakepilze und die Datteln dazugeben. Nach Wunsch und Geschmack etwas salzen. Eine halbe Stunde weiterkochen lassen.

Gegen Yang-Qi-Mangel

Wenn er nicht behoben wird, kann Qi-Mangel im Herzen in Yang-Qi-Mangel übergehen. Wenn Sie deutlich empfindlicher als andere gegen Kälte sind und sich oft antriebslos fühlen, haben Sie wahrscheinlich Yang-Mangel. Sie brauchen dann Energie, die Ihren Körper erwärmt und Ihr Shen erfrischt. Über das Essen ist sie zum Beispiel in Hammelfleisch, Hähnchenfleisch, Ingwer, Walnuss, Longanfrüchten,

Kürbis und Kirschen enthalten. Kalte Nahrung sollte hingegen vermieden oder reduziert werden: Eis, eiskalte Getränke und gekühlte Salate oder Obst sollten Sie nur wenig zu sich nehmen.

Dang-Gui-Hammelfleischsuppe

Wirkung: fördert das Yang-Qi, nährt das Blut.

Hauptzutaten und deren Wirkung
Hammelfleisch: erwärmt das Qi und das Blut, nährt das Herz und die Lunge, fördert das Yang-Qi.
Dang Gui (auch Dong Guai oder »weibliches Ginseng«): nährt das Blut, fördert den Blutkreislauf, begünstigt das Qi.
Ingwer: erwärmt und ergänzt das Yang-Qi.

Zutaten (für 2 Personen)
500 g Hammelfleisch
20 g Kochwein
40 g Dang Gui (aus Apotheken, die chinesische Medizin verkaufen, oder aus dem Asia-Laden)
5 Scheiben frischer Ingwer
Salz, Pfeffer nach Wunsch

Wenn Sie Hammelfleisch nicht mögen, können Sie es durch Hähnchenfleisch ersetzen. Das ist etwas milder.

Zubereitung
- Hammelfleisch und Kochwein in kochendes Wasser geben. Das Fleisch ein paar Sekunden ziehen lassen und herausholen.
- Fleisch in Würfel schneiden. Wasser in einen Topf gießen und Hammelfleisch, Dang Gui und Ingwer dazugeben. Aufkochen lassen und bei reduzierter Hitze eine Stunde kochen lassen.
- Nach Wunsch mit Salz und Pfeffer würzen.

Gegen Yin-Qi-Mangel

Wem es an Yin-Qi mangelt, der hat einen trockenen Mund und Rachen und eine trockene Nasenspitze sowie heiße Hand- und Fußinnenflächen. Er hat Schlafstörungen, ist leicht irritierbar und fühlt sich

So bleiben Sie gesund!

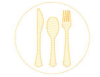

müde. Wenn Sie unter diesen Symptomen leiden, brauchen Sie Nahrungsmittel, die das Herz-Feuer in Ihnen kontrollieren. Das sind zum Beispiel: Auberginen, Gurken, Tofu, Grüner Tee, Chrysanthementee, Pfefferminztee, Birnen, Papaya, Wassermelonen, Honig.

Tang-Shui-Suppe

Wirkung: nährt das Yin-Qi, kühlt den Körper und beruhigt das Shen.

Hauptzutaten und deren Wirkung
Papaya: leitet die exzessive Körperhitze aus und löscht den Durst.
Birne: nährt das Yin-Qi, leitet exzessive Körperhitze ab, reinigt das Herz-Qi.

Zutaten (für 2 Personen)
1 kleine Papaya
1 Birne
600 ml Milch
20 g Honig

Zubereitung
- Papaya und Birne schälen, Kerne entfernen, Fruchtfleisch in kleine Würfel schneiden. Diese in einen kleinen Topf geben, die Milch dazugießen. Aufkochen lassen und danach mit reduzierter Hitze 30 Minuten weiterkochen. Honig dazu geben.

Kalte Suppen sind natürlich vor allem im Sommer sehr köstlich.

Tipp

Sie können die Suppe abkühlen und im Kühlschrank weiter kühlen lassen. Die kalte Suppe ist sehr erfrischend und sehr angenehm bei heißem Wetter. Wenn Sie unter Milchunverträglichkeit leiden, können Sie statt der Milch Sojamilch verwenden.

Die Kraft des Sommers

> **Überblick über die im Sommer und für das Herz gut geeigneten Lebensmittel**
>
> Gut für das Herz: bittere Lebensmittel wie beispielsweise Mandeln, Seetang, Artischocken, Radicchio, Rucola, Endivien. Rote Lebensmittel wie Rote Bohnen, Karotten, Tomaten, Kirschen, rote Äpfel und Paprika, Rindfleisch.
>
> Bei Yang-Qi-Mangel: Ingwer, Walnüsse, Longanfrüchte, Kürbis, Kirschen, Hammel- und Hühnerfleisch. Kalte Spreisen und Getränke meiden!
>
> Bei Qi-Mangel: Ginseng, Lotussamen, Hirse, Kartoffeln, Datteln, Shiitakepilze, Kirschen, Hühnerfleisch.
>
> Bei Yin-Qi-Mangel: Auberginen, Gurken, Tofu, Grüner Tee, Chrysanthementee, Pfefferminztee, Birnen, Papaya, Wassermelonen, Honig.

Anfangs mögen die Lebensmittellisten verwirrend erscheinen. Aber wenn Sie wissen, welche Störung bei Ihnen behoben werden soll, werden sie sofort gut praktikabel.

Bewegung: aktivierend und beruhigend

Der Sommer ist voller Yang-Qi, wie auch das Herz. Das Yang-Qi im Herzen muss erhalten und ergänzt werden, sodass es im Einklang mit der Natur bleibt. Bewegung produziert Yang-Qi, und Ruhe nährt Yin-Qi. Vor allem im Sommer sollte man sich also viel bewegen, damit Yang-Qi im Körper entsteht. Man muss jedoch gleichzeitig das Herz beruhigen und vor den Reizen der heißen, lauten und hellen Umwelt schützen. Deswegen sollten Sie versuchen, die Balance zwischen Yin und Yang, also Bewegung und Ruhe, immer neu zu finden. Die beste Tageszeit für Sport sind die Morgen- und Abendstunden, wenn die Sonne scheint, aber die Temperatur nicht so hoch ist. Entspannende Bewegungsformen wie Tai Chi, Qi Gong oder Yoga aktivieren den Körper und nähren das Shen. Meditation ist optimal für den Sommer, sowohl bei Yin-Qi-Mangel als auch bei Yang-Qi-Mangel, weil Meditation das Shen reinigt und »entgiftet«. Wenn das Shen

So bleiben Sie gesund!

stark ist, kann es sich um das Herz und andere Organe kümmern. Sie sind gesund, energiegeladen und glücklich, wenn Ihr Shen kontrolliert ist. Ausdauersportarten wie Joggen fördern das Qi und den Blutkreislauf, sie stärken das Herz. Sie müssen nur aufpassen, dass Sie ausreichend Wasser zu sich nehmen, sodass Sie nicht zu viel Körperflüssigkeit verlieren. Denn dies könnte einen Yin-Qi-Mangel hervorrufen. Und übertreiben Sie nicht, hören Sie auf Ihren Körper. Wenn Sie müde oder krank sind, machen Sie lieber nur sanfteren Sport. Sonst wird Ihr Herz zu sehr belastet.

Im Folgenden stelle ich Ihnen zwei Übungen vor. Eine für die Ruhe und eine für die Vitalität des Herzens. Sie können beide üben oder nur die, die Ihren Zustand am besten auszugleichen hilft.

Herz-Meditation

Im Sommer umgeben uns sehr viele verschiedene Reize aus der Umgebung. Hitze, Licht und Lärm – sie bringen das Herz leicht aus der Ruhe. Meditation ist daher sehr sinnvoll, insbesondere für diejenigen, die unter Yin-Mangel und innerer Unruhe leiden. Diese Übung stabilisiert das Shen und tröstet das Herz. Sie sollten sie zweimal pro Tag praktizieren, am bestens morgens und später am Abend, wenn es schon etwas kühler ist. Wie bei den Übungen für den Frühling suchen Sie sich dafür am besten eine ruhige Stelle, an der Sie nicht gestört werden. Wenn Sie drinnen üben, machen Sie die Fenster auf, damit Sie eine gute Verbindung zum Qi der Natur bekommen.

1. Fäuste ballen
- Setzen Sie sich in den Schneidersitz, das Gesicht nach Süden (Süden, Sommer, Herz und Feuer gehören zusammen). Legen Sie die

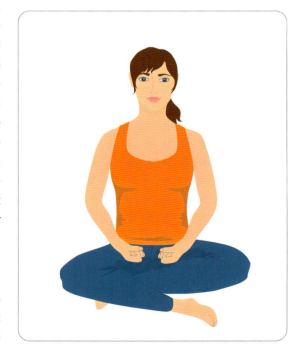

Herz-Meditation, Schritt 1 der Übung.

Unterarme locker auf den Oberschenkeln ab und ballen Sie die Hände zu Fäusten. Achten Sie auf den Atemrhythmus. Pressen Sie beim Ausatmen die Finger gegen die Handflächen und lassen Sie bei der Einatmung wieder locker.

- Wiederholen Sie die Bewegung 6-mal.

2. Heben

- Greifen Sie nun mit der linken Hand das rechte Handgelenk. Heben Sie Ihre Hände über den Kopf, während Sie ruhig und gleichmäßig atmen. Heben Sie die Arme bei der Ausatmung nach oben, als ob Sie einen schweren Gegenstand heben würden.
- Entspannen Sie die Arme bei der Einatmung, aber lassen Sie sie nicht sinken. Wiederholen Sie dies 10- bis 15-mal.
- Lassen Sie die Arme dann sinken. Greifen Sie mit der rechten Hand das linke Handgelenk und wiederholen Sie die Übung.

Herz-Meditation: links Schritt 2 und rechts Schritt 3 der Übung.

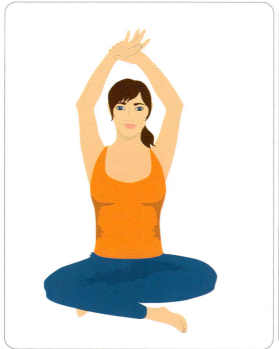
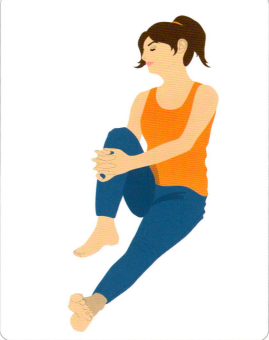

So bleiben Sie gesund!

3. Hände und Füße dehnen

- Strecken Sie die Beine aus. Verschränken Sie die Finger und strecken Sie die Arme nach vorn. Beugen Sie das rechte Knie und legen Sie es in die verschränkten Handflächen. Ziehen Sie nun mit den Armen das Knie ein wenig zu sich heran und drücken Sie mit dem Bein etwas dagegen.
- Atmen Sie 5-mal tief ein und aus und entspannen Sie sich dann. Wiederholen Sie die Übung mit dem anderen Knie. Machen Sie die Übung abwechselnd auf jeder Seite 6-mal.

4. Körpersäfte schlucken

- Überkreuzen Sie die Beine wieder zum Schneidersitz. Legen Sie die Hände entspannt mit den Handflächen nach oben auf die Oberschenkel. Schließen Sie Augen und Mund. Atmen Sie gleichmäßig. Bleiben Sie so etwa 30 Sekunden sitzen.
- Öffnen und schließen Sie den Mund dann 15-mal schnell hintereinander, sodass dass ein »Zähneklappern« zu hören ist. Schlucken Sie die Flüssigkeit im Mund.

Herz-Vitalisation: Herz-Qi-Gong

Ein starkes Herz erzeugt ausreichend Blut und Qi und sorgt für deren harmonischen Kreislauf. Andererseits wird das Herz durch das reibungslose Fließen von Blut und Qi entlastet. Durch Qi Gong für das Herz bringen Sie Blut und Qi in Gang und lindern den Mangel an beidem. Auch diese Übung sollten Sie möglichst regelmäßig zweimal pro Tag machen. Achten Sie darauf, dass die Bewegung ruhig, aber dabei zugleich auch dynamisch, langsam und kontrolliert ausgeführt wird. Spüren Sie, wie Sie sich bewegen.

1. Qi steuern

- Stellen Sie sich mit schulterbreit gegrätschten Beinen hin. Der Blick geht nach Süden. Lassen Sie die Arme locker hängen. Mit einem tiefen Einatmen beugen Sie die Knie und strecken gleichzeitig die Arme nach vorn, Handflächen nach unten.

Qi Gong, das ist mehr als Gymnastik. Die Übungen sind für Körper und Geist gleichermaßen gut.

Die Kraft des Sommers

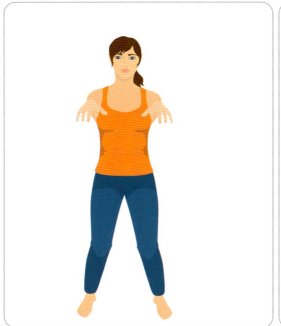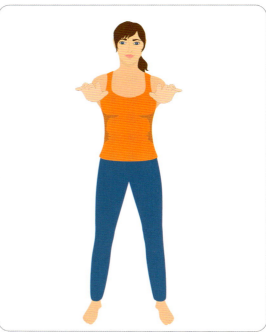

Herz-Qi-Gong, Teil 1 der Übung.

- Strecken Sie nun ausatmend wieder die Beine, bis Sie mit geradem Oberkörper aufrecht stehen. Die Arme ziehen Sie dabei leicht nach oben.
- Weiter ausatmen, lassen Sie die Arme in die Ausgangsposition fallen. Wiederholen Sie den Übungsteil 4-mal. Danach können Sie eine kurze Pause machen und die Bewegung dann noch 4-mal ganz in Ruhe wiederholen.

2. Qi fördern

- Wieder stehen Sie gerade, die Arme hängen locker an der Seite herab. Ballen Sie die Hände zu Fäusten und heben Sie sie seitlich bis zur Hüfte an. Drehen Sie dabei die Fäuste mit den Handflächen langsam nach oben.
- Machen Sie nun mit dem linken Bein einen Ausfallschritt nach vorn und strecken Sie das rechte Bein. Gleichzeitig öffnen Sie die Hände und schieben sie nach vorn, Handflächen nach oben.

So bleiben Sie gesund!

- Dann verlagern Sie das Gewicht ganz auf den linken Fuß und stellen den rechten Fuß neben den linken, ohne dabei das linke Bein zu strecken. Nun stehen beide Beine wieder geschlossen, aber gebeugt nebeneinander.
- Strecken Sie die Beine und ziehen Sie gleichzeitig die Hände zurück zur Hüfte. Ballen Sie sie dabei zu Fäusten, Handflächen noch immer nach oben gerichtet.
- Wiederholen Sie die Übung zur anderen Seite, und dann auf jeder Seite noch 10-mal. Dabei bewegen Sie sich ganz automatisch im Raum nach vorn.

3. Qi bewachen

- Machen Sie aus dem aufrechten Stand mit den linken Fuß einen großen Schritt nach vorn und strecken Sie das rechte Bein. Ballen Sie dabei zusätzlich die Hände zu Fäusten und kreuzen Sie die Arme vor der Brust.

Herz-Qi-Gong, Teil 2 der Übung.

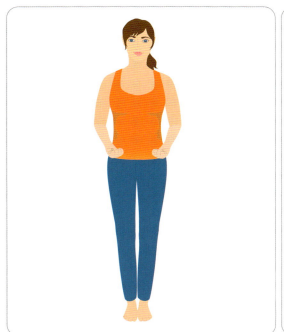
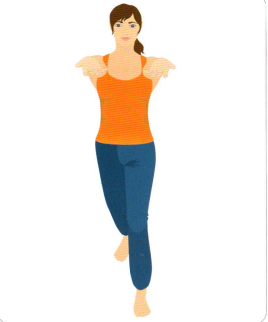

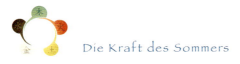

Die Kraft des Sommers

- Verlagern Sie das Gewicht ganz auf das linke Bein und beugen Sie den Oberkörper leicht nach vorn. Öffnen Sie die Fäuste und stoßen Sie mit den Händen nach vorn.
- Jetzt verlagern Sie das Gewicht ganz auf das rechte Bein und lassen gleichzeitig die Arme nach hinten und unten kreisen.
- Ziehen Sie das linke Bein wieder neben das rechte und wiederholen Sie die Übung zur anderen Seite. Üben Sie zu jeder Seite 10- bis 15-mal.

4. Qi stärken
- Stehen Sie wieder aufrecht mit geschlossenen Beinen.
- Die Hände sind neben der Hüfte zu Fäusten geballt, die Handflächen weisen nach oben. Atmen Sie in Ruhe weiter und entspannen Sie den Körper zwischendurch.
- Heben Sie das linke Bein, bis der Oberschenkel parallel zum Boden steht. Der Unterschenkel hängt locker herab.

Herz-Qi-Gong, Teil 3 der Übung.

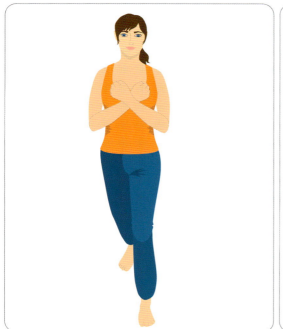
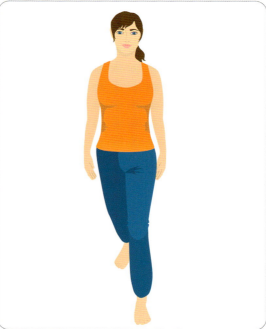

So bleiben Sie gesund!

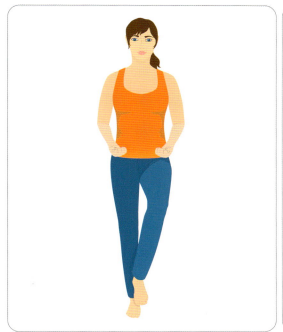
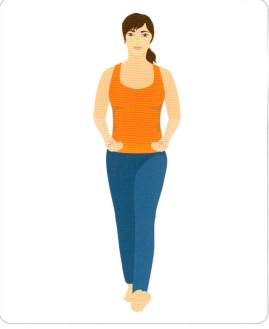

- Drücken Sie nun die Ferse mit einem Ausatmen langsam nach vorn, bis das Bein gestreckt ist. Nun atmen Sie wieder ein und bringen das Bein in die Ausgangsstellung zurück.
- Machen Sie dasselbe mit dem rechten Bein und wiederholen Sie dann 10-mal mit jedem Bein.
- Gehen Sie abschließend vorsichtig rückwärts, das heißt vier Schritte mit jedem Bein nach hinten.

Herz-Qi-Gong, Teil 4 der Übung.

5. Abschluss

- Sie stehen abschließend mit schulterbreit gegrätschten Beinen, die Knie sind dabei leicht gebeugt. Entspannen Sie den gesamten Körper, atmen Sie tief aus.
- Reiben Sie die Hände gegeneinander, bis sie warm sind. Massieren Sie dann Ihre Ohrläppchen mit Daumen und Zeigefinger. Dann »kämmen« Sie sich, indem Sie sich mit den Fingern von vorn nach hinten über den Kopf fahren.

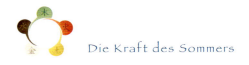

Die Kraft des Sommers

Fußbad und Meridianmassage

Auch für das Herz, das Feuer und den Sommer bieten sich bestimmte Fußbäder und Massagen der Meridianpunkte an, die Sie in Ihren Alltag integrieren sollten.

Gegen Schlafstörungen

> Wenn eine Störung im Herzen besteht, wird das Shen mitleiden. Dies erzeugt eine generelle Unruhe. Man schläft schlecht in der Nacht und hat kaum Energie am Tag.

Fußbad

Sie können mit einem ganz einfachen Fußbadrezept Ihre Nachtruhe verbessern. Beachten Sie für Fußbäder bitte die allgemeinen Hinweise auf Seite 68.

- Badmittel: weißer Essig
- Füllen Sie etwa 48 Grad heißes Wasser ungefähr 20 Zentimeter hoch in einen Holzeimer und geben Sie 50 bis 100 Milliliter weißen Speiseessig hinzu.
- Baden Sie etwa 20 bis 30 Minuten die Füße darin, bis Sie an Stirn und Rücken zu schwitzen beginnen. Halten Sie Ihre Füße nach dem Fußbad warm und trinken Sie ein großes Glas warmes Wasser.

Massage

Die Massage führen Sie am besten direkt nach dem Fußbad durch. Sie können sich dafür ins Bett oder auf das Sofa setzen. Reiben Sie die Hände aneinander, bis sie warm sind, und bearbeiten Sie dann die folgenden Punkte.

Bai Hui: Massieren Sie diesen Punkt mit den Handballen. Um ihn zu finden, visualisieren Sie eine Linie zwischen den Ohrenspitzen, die über den Kopf verläuft. Bai Hui befindet sich genau in der Mitte dieser Linie. Achten Sie darauf, dass die Hand stabil auf dem Punkt bleibt, während sie sich massierend im Kreis bewegt.

Yong Quan: Dieser Punkt liegt auf der Fußsohle. Finden Sie die gedachte Linie vom Mittelpunkt der Ferse bis zum Spalt zwischen zweitem und drittem Zeh. Yong Quan liegt auf dieser Linie, ein Drittel des Weges von den Zehen aus, zwei Drittel vom Fersenmittelpunkt

So bleiben Sie gesund!

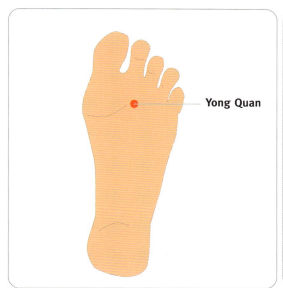
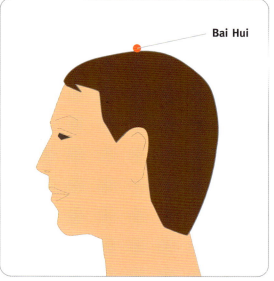

aus. Oder Sie finden ihn so: Wenn Sie die Zehen zur Fußsohle biegen, sehen Sie eine Delle in der Mitte. Dies ist genau der richtige Punkt. Wenn Sie darauf drücken, fühlt er sich ein bisschen elastisch an.
Jetzt streichen Sie mit ein wenig Kraft entlang der Linie in Richtung der Zehen. Fangen Sie ungefähr zwei Zentimeter vor dem Yong-Quan-Punkt an. Wenn Sie auf dem Punkt angelangt sind, drücken Sie ihn mit wenig Kraft. Wiederholen Sie die Bewegung 30-mal an jedem Fuß. Danach pressen Sie die Handinnenfläche auf die Fußsohle und reiben Sie schnell, bis der Fuß gut warm ist. Machen Sie dasselbe beim anderen Fuß.
Legen Sie sich dann auf den Rücken und atmen Sie 30-mal gleichmäßig und sanft durch. Entspannen Sie sich und konzentrieren Sie sich auf das untere Dan Tian (Seite 66), auf der Höhe des Nabels.
Wenn Sie abends nicht so viel Zeit haben, können Sie jede Massage auch etwas abkürzen. Notfalls können Sie auch das Fußbad oder die Massage isoliert machen. Doch überlegen Sie sich, ob die Zeit, die Sie durch Schlaflosigkeit verlieren, nicht eine größere Vergeudung ist, als die Zeit, die Sie für die Massage aufwenden müssen.

Oft spürt man beim Massieren der Meridianpunkte sofort, wie gut es dem Körper insgesamt tut. Auch wenn es manchmal ein wenig schmerzt.

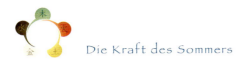

Die Kraft des Sommers

Weitere Meridianpunkte für ein ruhiges, kraftvolles Herz

Vier Punkte können Sie sehr gut im Alltag massieren. Sie haben eine beruhigende Wirkung auf das Herz. Zwei davon kennen Sie bereits: Shen Men (Seite 69) und San Yin Jiao (Seite 72). Die Kombination dieser beiden und Nei Guan und Lao Gong – je mit 30 massierenden Umrundungen auf jeder Seite angeregt – wirkt sehr effektiv gegen Unruhe, Schlafstörung und Bluthochdruck.

Nei Guan: Er liegt auf dem Herz-Meridian, nicht weit von Shen Men auf dem Unterarm. Wenn Sie die Hand beugen, können Sie die zwei Beugsehnen sehen. Der Punkt ist genau zwischen den Sehnen, drei Fingerbreit armaufwärts von der Handgelenkfalte entfernt.

Lao Gong: Immer mal wieder zwischendurch können Sie den Lao-Gong-Punkt massieren, den Sie in der Herz-Meditation bereits aktiviert hatten, als Sie mit den Fingern in die Handinnenfläche drückten. Wenn Sie eine Faust machen, berührt die Fingerspitze des gekrümmten Mittelfingers den Punkt. Machen Sie dann die Faust auf und massieren Sie den Punkt mit dem Daumen der anderen Hand.

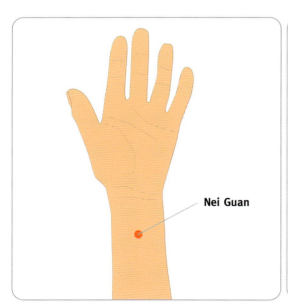

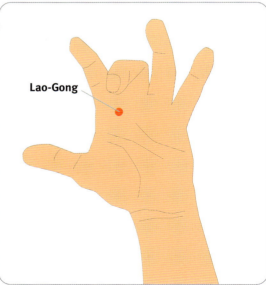

So bleiben Sie gesund!

Dieser Punkt gehört zum Herzbeutel-Meridian und wirkt gegen Unruhe und Schlafstörungen. Sie können ihn immer dann drücken oder massieren, wenn Sie sich müde, ruhelos oder irritiert fühlen.

Im Alltag: das Feuer mild brennen lassen

Das Herz braucht viel Energie, um seine Aufgabe zu erfüllen, aber es liebt auch die innere Ruhe, die es nährt. Im Sommer sollten Sie körperlich aktiv sein, denn dadurch wird Ihr Herz mit Yang-Qi versorgt. Andererseits sollten Sie für das Shen, das im Herzen wohnt, ein ruhiges, sicheres und gemütliches Zuhause schaffen. In China sagen wir in diesem Zusammenhang: »Beweglich wie ein rennender Hase und still wie eine scheue Jungfrau.«

Der zweite Teil der Aufgabe fällt vielen Menschen schwer, weil die Natur des Sommers einfach sehr aktiv, beweglich und aufreizend ist. Was also tun? Vor allem sollten Sie sich gut erholen. Die Sonne scheint im Sommer etwa von 6 bis 21 Uhr. Man steht früh auf und geht spät ins Bett. Es ist auch ganz im Einklang mit der Jahreszeit, so eine Gewohnheit zu leben. Wenn Sie können, sollten Sie aber mittags ein Schläfchen machen. Legen Sie sich möglichst für 40 Minuten hin. Wenn Sie nur eine kurze Mittagspause haben, machen Sie dann wenigstens wirklich Pause. Schieben Sie die Arbeit zur Seite, setzen Sie sich hin, Arme auf dem Tisch, legen Sie den Kopf auf den Armen ab und schließen Sie die Augen.

Bleiben Sie zu Hause, wenn es draußen sehr heiß ist. Und bleiben Sie möglichst ruhig, wenn irgendwelche Probleme auftauchen. Bleiben Sie einem geliebten Hobby auch in schwierigeren Zeiten treu. Vertrauen Sie sich der Familie oder Freunden mit Ihren Sorgen an. Auch wenn Sie großes Glück haben, bleiben Sie bescheiden und teilen Sie Ihre Freude mit Ihren Freunden.

Ihr Herz mag keine extremen Emotionen, bleiben Sie also ruhig. Wenn es unter Kontrolle ist, ist das Feuer ein guter Geist. Außer Kontrolle ist es ein Dämon, der alles frisst, was ihm im Weg steht. Lassen Sie das Feuer Ihres Herzens daher mild brennen!

> Im Alter von 75 Jahren hat das menschliche Herz ungefähr drei Milliarden Mal geschlagen. Es gibt keine künstliche Pumpe, die stärker als dieses Organ ist.

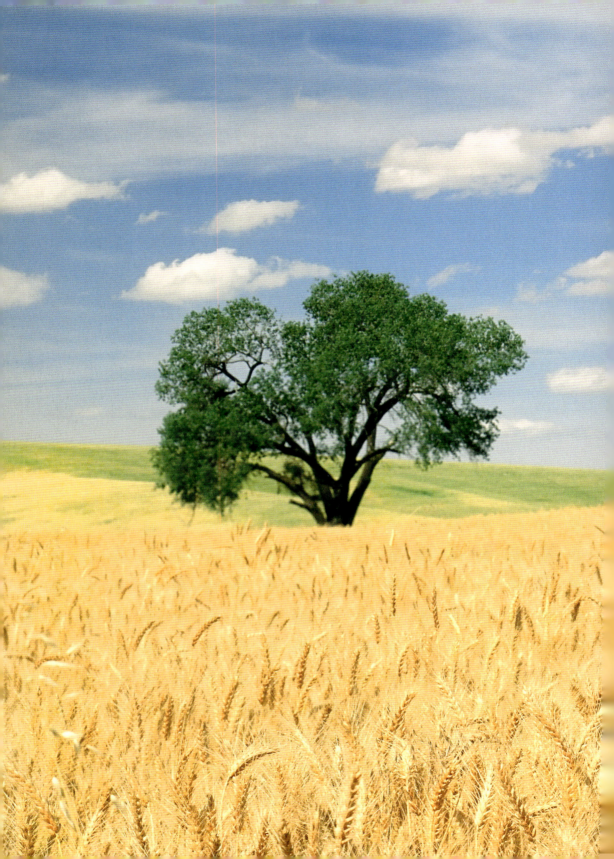

Die Kraft des Spätsommers

*Der Mond des späten Sommers ist die Zeit,
in der die Milz den Leib beherrscht.
Das Qi von Milz und Magen regiert nun.
Doch der Herrscher Milz ist in Gefahr
durch Feuchtigkeit.
Nun ist von Nutzen:
die Milz vor Feuchtigkeit zu schützen.*

Aus »Die Medizin des Gelben Kaisers« von Huang Di

Die Kraft des Spätsommers

Julias Spätsommer

»Hey, pass auf!« Ein Fahrradfahrer schreit Julia an.

»Tut mir leid!«, sagt Julia, aber der Radfahrer ist schon wieder weg. Julia steht betroffen am Straßenrand. Es ist ihr schon mehrmals passiert, dass sie herrannahende Fahrräder gar nicht bemerkte und fast angefahren wurde. Ihre Gedanken kreisen auch heute nur um die Entwicklung der Krebszellen im Labor, sodass sie den Rest der Welt kaum wahrnimmt.

Julia arbeitet als Leiterin eines Krebsforschungszentrums. Seit ihrer Kindheit interessiert sie sich für Chemie und Biologie, später studierte sie Biochemie. Sie ist eigentlich sehr glücklich mit ihrer Arbeit, bei der sie immer wieder geistige Herausforderungen überwinden muss. Das macht ihr Spaß. Auch außerhalb des Labors, zum Beispiel beim Spazierengehen, läuft ihr Gehirn auf Hochtouren, wie bei der Arbeit. Alles dreht sich um die Krebszellen im Labor. Sie kann nicht mit dem Nachdenken aufhören.

Der Spätsommer ist in seiner Energie ein wenig anders als der Sommer. Daher die Unterscheidung aus Sicht der TCM.

Das Wetter ist schwül, die Luft feucht, und sie schwitzt schon wieder, ihr Körper fühlt sich sehr schwer an. Sie kann es kaum erwarten, ihr Häuschen zu betreten. Das hat sie von ihrer Oma geerbt. Klein, aber fein. Es liegt direkt am Fluss. Es ist zwar feucht im Garten, aber sie genießt die Ruhe.

Endlich ist sie zu Hause angekommen. Sie öffnet den Kühlschrank und holt ein Eis heraus. Aber dann legt sie es wieder zurück. Komisch. Mag sie kein Eis mehr? Diesen Sommer hat sie schon so viel Eis gegessen und sie hat es jedes Mal genossen. Aber jetzt hat sie darauf überhaupt keinen Appetit mehr. Seit zwei Wochen hat sie am Morgen immer ein bisschen Durchfall. Manchmal tut ihr auch der Bauch weh. Oder er ist gebläht. Besonders dann, wenn sie etwas Kaltes gegessen hat.

Sie macht sich einen Tee und trinkt ein bisschen. Das ist angenehm für den Bauch. Aber ist das nicht Blödsinn? Wer trinkt denn warmen Tee an einem heißen Tag? Sie trinkt noch ein Glas Leitungswasser. Dann geht sie ins Badzimmer. Sie duscht nach dem Spaziergang gern

Julias Spätsommer

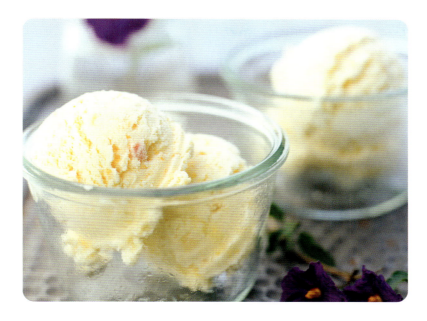

Wenn es draußen heiß ist, gibt es kaum etwas Besseres als ein leckeres Eis.

mit kaltem Wasser. Wenn es über ihren Bauch läuft, zuckt etwas in ihrem Inneren. Sie dreht das Wasser schnell warm. Aber ihr Bauch! Sieht er nicht irgendwie seltsam aus? Julia ist sehr schlank. Genauer gesagt ist sie sehr dünn. Aber ihr Bauch sieht deutlich größer als noch vor Kurzem. Hat sie zugenommen?

Zum Kochen hat sie wenig Lust. Im Kühlschrank findet sie eine Portion Salat. Wie praktisch! Aber trotz ihres Lieblingsdressings findet sie den Salat so langweilig, dass ihr schnell der Appetit vergeht. Liegt das am Salat, oder schmeckt ihr gar nichts mehr? Sie hat manchmal diesen seltsamen Geschmack im Mund, ein bisschen trocken und süß und neuerdings ab und zu bitter. Das beschäftigt sie. Oder ist es nur Einbildung?

Julia ist sehr müde. Aber sie muss heute noch die Ergebnisse aus dem Labor analysieren. Vielleicht hilft ein Schwall kaltes Wasser auf das Gesicht? Aber der Blick in den Spiegel erschüttert sie: Ihr Gesicht ist verschwollen und ihre Haut blass und trocken. Auch die Lippen sind blass. Sie sieht plötzlich viel älter aus!

»Oh je!«, denkt sie. »Was ist nur mit mir los?«

Die Kraft des Spätsommers

Was ist mit Julia los?

Julia fühlt sich nicht gut, aber die Beschwerden sind auch nicht so dramatisch, dass sie zum Arzt gehen möchte. Seit Anfang August jedoch sind die Symptome deutlich schlimmer geworden. Warum?

Julia ist intelligent, unabhängig und gebildet. Ihr Kopf ist niemals leer, weil sie sich für so viele Dinge interessiert. Auch ihre Arbeit ist vor allem eine geistige Beschäftigung. Doch sie denkt gern nach. Und Nachdenken und geistige Beweglichkeit sind natürlich auch wertvoll, aber zu viel tut nicht gut.

In China sagt man: »Zu viel ist genauso schlecht wie nicht genug.« Exzessives Nachdenken schädigt auch die Gesundheit. Natürlich gibt es unterschiedliche Gründe für Julias Beschwerden, doch einer ist das übermäßige Grübeln. Lassen Sie uns nun einen genaueren Blick auf Julias Situation werfen.

Sie hat oft Durchfall

Der Spätsommer hat wieder ganz eigene, für diese Zeit typische Symptome.

Nach der Definition der Schulmedizin hat man Durchfall, wenn man mehr als dreimal täglich wässrigen Stuhlgang hat. So schlimm ist es bei Julia nicht. Sie muss nur einmal pro Tag, dann aber ist der Stuhl zu dünn.

Ihr Bauch ist gebläht und kalt

Es ist ihr immer wieder peinlich: Nach dem Essen ist ihr Bauch oft gebläht, auch wenn sie nicht viel isst. Sie hat sich sogar angewöhnt, sich dauernd den Bauch zu massieren. Sie wartet auf den Gasabgang, aber er kommt seit einiger Zeit nicht mehr. Es fällt ihr immer öfter auf, dass ihr Bauch kalt ist. Wenn sie Hosen mit niedrigem Bund trägt, kriegt sie fast immer Bauchschmerzen.

Sie mag kein Eis mehr

Wie so viele hierzulande isst Julia gern Eis und trinkt das Wasser am liebsten direkt aus dem Kühlschrank. Vor allem im Sommer. Aber in letzter Zeit hat sie keine Lust mehr auf Eis. Sie hat beobachtet, dass

Julias Spätsommer

sie nach kaltem Essen oft Bauchschmerzen und Durchfall bekommt. Unangenehm. Sie trinkt jetzt lieber warmen Tee oder isst eine Suppe. Dann fühlt sie sich wohler.

Sie hat zugenommen, ihr Körper wirkt schwer

Julia ist eigentlich eine sehr schlanke Frau. Aber in letzter Zeit hat ihr Bauch sich irgendwie verändert. Er sieht größer aus. Hat es mit den Blähungen zu tun? Nicht nur der Bauch, sondern auch ihr Gesicht sieht manchmal verquollen aus. Ihr Körper fühlt sich schwer an.

Sie hat wenig Appetit und einen seltsamen Geschmack im Mund

Dass sie nicht mehr so gern isst, liegt auch an einem seltsamen Geschmack, den sie in letzter Zeit im Mund hat. Und das Essen scheint einfach geschmacklos zu sein. Aber auch wenn sie gar nichts isst, hat sie einen Geschmack im Mund. Am Anfang war er süßlich, aber jetzt ist er ein wenig bitter. Jedenfalls unangenehm. Ihr Mund ist oft trocken, aber sie hat meist keine Lust zu trinken.

Wenn sich der Körper schlanker Menschen plötzlich schwer anfühlt, ist das ein Zeichen für die typisch spätsommerliche Störung.

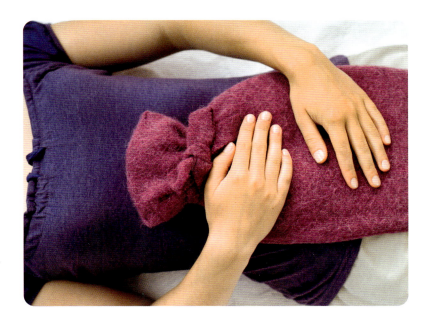

Selbst im heißen Sommer kann eine Wärmflasche guttun.

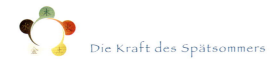

Die Kraft des Spätsommers

Der Spätsommer und die Milz

All die beschriebenen Beschwerden sind im Spätsommer so stark ausgeprägt, dass Julia sie nicht mehr ignorieren kann. Ihre Probleme sprechen für eine Störung der Milz, die sich gerade im Spätsommer leicht aus der Ruhe bringen lässt. Milz und Spätsommer teilen eine Eigenschaft, die Zugehörigkeit zum Element Erde.

Die Natur im August

Im Spätsommer, also dem letzten Monat des Sommers, hat die Temperatur ihren Höhepunkt erreicht. Die Saison für Blumen ist langsam vorbei, und die Samen und die späteren Obstsorten haben angefangen, sich zu entwickeln. Spätsommer ist die Zeit der Umwandlung. Im Vergleich zum Sommer ist im Spätsommer mehr Wasser in der Luft gespeichert. Manchmal quellen die Wolken auf, doch es will nicht

Ganzheitliche Medizin, das heißt immer auch Rückbesinnung auf Mutter Erde.

Mutter Erde

In China nennen wir die Erde »Mutter«. Ohne sie ist kein Leben möglich. Aus der Erde kommen die Pflanzen, die wir ernten. Was uns ernährt, wird zuvor von der Erde ernährt. Die Erde wandelt das Qi der Natur in unterschiedliche Nährstoffe um, um die Bedürfnisse der Pflanzen zu befriedigen. Wenn die Blätter fallen, nimmt die Erde sie wieder in sich auf und verwandelt sie. Auch wenn wir sterben, wird unser Körper wieder von der Erde aufgenommen. Sie nimmt alles, was auf sie fällt, in ihre Arme. Und so hat alles, was umwandelt und aufnimmt, die Eigenschaft Erde. Wenn es regnet, speichert die Erde das Wasser. Unter der Oberfläche fließen viele versteckte Flüsse. Unsere Erde enthält sehr viel Wasser und daher sehr viel Yin-Qi.

Der Spätsommer und die Milz

regnen. Das Wasser ist im Boden und in der Luft gespeichert. Deswegen zeigt der Spätsommer auch viel Feuchtigkeit und damit viel Yin-Qi. Die Eigenschaften des Spätsommers entsprechen den Eigenschaften des Elements Erde. Spätsommer und Erde sind eng miteinander verbunden. Und die Natur beeinflusst unseren Körper in dieser Zeit am stärksten über die Milz.

Was macht die Milz?

Die Milz gehört zum Element Erde. Das bedeutet, dass das Organ die beschriebenen Eigenschaften der Erde besitzt: aufnehmen und umwandeln.

Die Milz ist das Organ, das engstens mit den typischen Beschwerden im Spätsommer zusammenhängt.

Umwandlung und Transport

In der chinesischen Medizin wird die Milz als Verdauungsorgan betrachtet. Denn mithilfe des Milz-Qi wird der Speisebrei im Dünndarm in reine Essenz (siehe Seite 47) und unreine Schlacken geteilt. Danach transportiert die Milz die Essenz in die Lunge und das Herz, die sie in Qi und Blut umwandeln. Die Schlacke wird vom Milz-Qi im Darm nach unten getrieben. Wenn die Milzfunktion gestört ist, kann die Essenz nicht nach oben transportiert werden. Dies führt zu Verdauungsproblemen wie Appetitlosigkeit, Blähungen und Durchfall.

Bewegung der Körpersäfte

Die Milz ist also nicht nur für die Umwandlung und den Transport der Essenz, sondern auch für die Bewegung der Körpersäfte verantwortlich. Sie transportiert die reinen Körpersäfte, die Träger des flüssigen Prinzips, also ganz simpel auch des Wassers sind, zur Lunge. Die Lunge verteilt diese dann im Körper. Wenn diese Funktion angegriffen ist, führt dies zu Stau und Flüssigkeitsansammlungen. Von außen sieht man dann Ödeme oder vermehrte Schleimproduktion. Die Erde enthält viel Wasser. Vielleicht denken Sie, dass Wasser immer gut ist, auch für die Milz. Aber im Gegenteil, die Milz mag Feuchtigkeit überhaupt nicht. Wenn sie von Körperflüssigkeiten wie

Schleim oder Wasseransammlungen in ihrer Funktion behindert wird, kann sie die reinen Körpersäfte nicht mehr zur Lunge bewegen. Deswegen muss die Milz »trocken« bleiben. Das heißt aber natürlich nicht, dass Sie Ihren Körper austrocknen lassen sollten. Sie sollten ihn nur vor dem Krankheitsauslöser »Feuchtigkeit« schützen.

Die Milz erhält das Blut

Das Blut als wichtiger Lebenssaft wird von mehreren Organen gebildet, gereinigt, gepflegt. So auch von der Milz.

Bisher haben wir darüber gesprochen, dass Herz und Leber wichtig für das Blut sind: Das Herz treibt das Blut in verschiedene Körperteile, und die Leber speichert es. Die Milz ist ebenfalls am Blutkreislauf beteiligt: Sie hält das Blut in den Blutgefäßen. Wenn die Milz zu schwach ist, wird auch der Blutfluss gestört. Das führt zu Blutverlusten, zum Beispiel über Stuhl oder Urin.

Ein tieferer Blick auf Julias Probleme

Bisher haben wir Julias Beschwerden kennengelernt und erfahren, dass sie von einer Milzstörung herrühren. Versuchen wir jetzt, ihre Probleme besser einzuschätzen.

Der häufige Durchfall

Häufige, andauernde Durchfälle sind ein typisches Symptom einer Milzstörung. Wenn das Milz-Qi zu schwach ist, kann es die Essenz nicht mehr nach oben transportieren. Wenn sie aber nach unten geht, führt das zu Durchfall.

Durchfälle hängen häufig nicht nur mit geschwächtem Milz-Qi, sondern auch mit der beschriebenen Feuchtigkeit in der Milz zusammen. Das Qi muss leicht und frei bleiben, um seine Transportaufgaben zu erfüllen. Sonst wird es schwer und langsam. Können die Körpersäfte nicht mehr nach oben zur Lunge kommen, gibt es Stau, der wiederum zu Durchfällen führt.

Ein tieferer Blick auf Julias Probleme

Blähungen

Wenn die Milzfunktion gestört ist, kann sie auch den Speisebrei aus dem Dünndarm nicht mehr recht verarbeiten und die Schlacken nicht mehr ausreichend nach unten transportieren. Das unreine Qi verbleibt im Körper und verursacht die Blähungen.

Keine Lust auf Eis

Die Milz wird leicht von der im Spätsommer vermehrten Feuchtigkeit angegriffen. Feuchtigkeit kann sich aus vielen Quellen entwickeln, zum Beispiel aus Qi-Mangel, falscher Ernährung oder ungünstigen Umweltfaktoren. Unter Umständen verbindet sich Feuchtigkeit mit Kälte oder Hitze im Körper oder produziert diese sogar. Oft hat man zuerst ein geschwächtes Milz-Qi. Wenn das nicht behandelt wird, verursacht dies kalte Feuchtigkeit in der Milz. Wenn diese für eine lange Zeit gestaut ist, dann erhitzt sie sich, und es entwickelt sich warme Feuchtigkeit. In der TCM bedeuten Begriffe wie Hitze und Feuchtigkeit

Im Westen denken wir nur selten an die Milz. Aber die Verdauung wird stark von ihr beeinflusst.

Kalte Speisen und Getränke erlaubt?

Sie essen und trinken gern kalt und fürchten nun, dies nicht mehr zu »dürfen«. Es ist ganz einfach. Wenn Sie keine Beschwerden haben, nachdem Sie etwas Kaltes gegessen haben, dann können Sie weiterhin Kaltes essen, solange Sie es nicht übertreiben. Essen oder trinken Sie langsam und geben Sie Ihrem Körper Zeit, die Nahrung in sich aufzuwärmen. Wenn Sie allerdings Beschwerden bekommen, sollten Sie auf Kaltes verzichten und ruhig auch bei warmem Wetter ab und zu einen heißen Tee trinken. Jeder sollte seinen Körper beobachten und individuelle Essgewohnheiten entwickeln.

Die Kraft des Spätsommers

etwas anderes als im Westen: Es sind nicht sichtbare oder tastbare Dinge, sondern etwas, das bei Beschwerden auf sich aufmerksam macht. Jedes Organ hat andere Aufgaben und Eigenschaften und ist daher auch gegenüber anderen Einflüssen verletzlich. Zum Beispiel neigt eben die Milz dazu, »feucht« zu werden, während die Lunge oft von »Trockenheit« betroffen ist.

Julia hatte zuerst einen Qi-Mangel entwickelt, teilweise wegen ihrer ständigen Grübelei. Zwei Faktoren verstärkten diesen Qi-Mangel, sodass sich kalte Feurigkeit entwickeln konnte: ihre Essgewohnheiten und ihr Wohnplatz. Sie aß im Sommer viel Kaltes und mochte gekühlte Getränke. Dazu duscht sie gern kalt, sodass die Kälte langsam in ihren Körper einzieht. Sie wohnt zudem am Fluss, wo es sehr nass ist. Unentwegt dringt Feuchtigkeit in ihren Körper. Kälte und Feuchtigkeit verstärken einander, und so entstand die kalte Feuchtigkeit. Ihr Körper signalisierte, dass er nichts Kaltes mehr mochte.

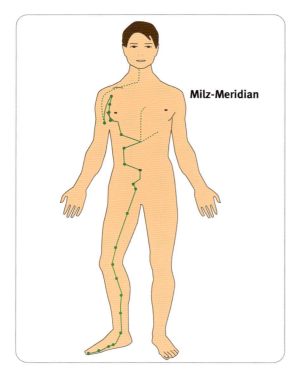

Der Milz-Meridian und seine Verbindung zur Zunge.

Der seltsame Geschmack im Mund

»Die Milz öffnet sich in den Mund«, sagt man. Wenn Sie den Milz-Meridian in seinem Verlauf verfolgen, dann verstehen Sie sofort, warum sich die Milzstörung im Mund zeigt.

Appetit und Geschmackssinn werden direkt von der Milz beeinflusst. Wenn die Milz gesund ist, haben wir einen guten Appetit, und der Geschmackssinn ist scharf ausgeprägt. Wenn die Milz nicht in Ordnung ist, vergeht uns der Appetit, und wir schmecken weniger. Das Essen scheint fade, und geschmacklos zu sein. Bei Feuchtigkeit der Milz zeigt sich der süßliche oder bittere Geschmack im Mund, wie Julia ihn hat.

Ein tieferer Blick auf Julias Probleme

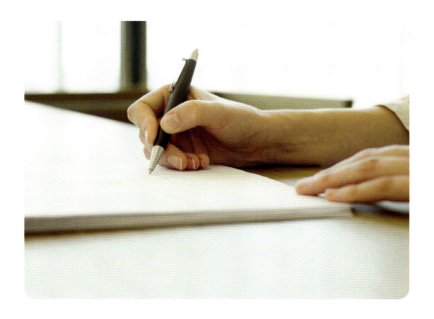

Wer viel geistig arbeitet, sollte gut auf seine Milz achten.

Zu intensives Nachdenken

Kann es problematisch sein, wenn man zu viel nachdenkt? Sicherlich: Nachdenklichkeit erfordert geistige Kraft und gefährdet die Milz. Insbesondere Schwermut belastet sie. Selbstverständlich heißt das nicht, dass Sie nicht mehr nachdenken sollten! Hier sprechen wir von übermäßigen geistigen Aktivitäten. Und das ist dann der Fall, wenn man keine Pause im Nachdenken macht. Genau wie Julia: Sie denkt an ihre Arbeit, auch wenn sie spazieren geht.

Durch zu viel Nachdenken wird das Milz-Qi langsam, aber stetig verbraucht, ein Qi-Mangel entsteht.

Die gegenteilige Störung: warme Feuchtigkeit in der Milz

Julias Symptome sprechen insgesamt deutlich für kalte Feuchtigkeit in der Milz. Doch Feuchtigkeit verbindet sich auch oft mit Hitze und kann dann in warme Feuchtigkeit übergehen. Wie sehen die Beschwerden in einem solchen Fall aus?

Die Kraft des Spätsommers

Auch zu den am Beispiel Julia beschriebenen Beschwerden gibt es ein Gegenteil.

Lius Spätsommer

Nach den letzten Sommerferien kam Liu, ein Nachbar, zu meinem Onkel, von dem er wusste, dass er TCM-Mediziner ist. Wie alle Chinesen bat er nicht direkt um eine Beratung, sondern begann mit harmloser Konversation. Er erzählte, dass er den Sommerurlaub bei seinen Eltern in seiner Heimat verbracht hatte. Viele alte Freunde aus der Kindheit waren auch zurückgekommen. Da die Ferien kurz waren, besuchte er jeden Tag einen Freund. Es gab immer viel Fleisch und viel Alkohol.

Dann kam Liu schließlich zum Thema. Seit Wochen hatte er immer öfter Blähungen und Sodbrennen. Er hat zwar oft Durst, aber er will nicht trinken. Außerdem ist sein Harn ziemlich gelb. Aber was ihn besonders störte, waren stinkende und klebrige Durchfälle.

Mein Onkel bat ihn, ihm seine Zunge zu zeigen. Sie war sehr rot und hatte einen gelben Belag. Auch seine Augen waren gerötet und seine Haut gelb und ölig. Er war außerdem ziemlich übergewichtig. Nach der Beobachtung und Befragung stand für meinen Onkel die Diagnose fest: warme Feuchtigkeit in der Milz. Er riet Liu, dass er auf Alkohol und fette Speisen verzichten sollte. Er verschrieb ihm Kräuter gegen Hitze und Nässe. Schon eine Woche später sprach Liu erneut bei meinem Onkel vor. Er war wieder ganz gesund!

Lius Symptome der warmen Feuchtigkeit

In Lius Fall kam die Störung von der Ernährung. Im Urlaub hatte er viele fette Speisen und Alkohol zu sich genommen. Beides begünstigt die warme Feuchtigkeit in der Milz. Außerdem hatte er Übergewicht, was einen weiteren Risikofaktor darstellte.

Überprüfen Sie sich selbst!

Milzfeuchtigkeit zeigt ähnliche Probleme, ob sie nun mit Wärme oder Kälte einhergeht: Durchfälle, Bauchschmerzen, oft auch Müdigkeit. Aber wenn man sich die Symptome genauer ansieht, merkt man Unterschiede: Wie Julia hatte auch Liu Durchfälle. Aber bei ihm war es schlimmer, sein Stuhl war flüssig und sehr klebrig. Liu spürte häufig, dass das Essen in seinem Bauch regelrecht brennt. Julia hat hingegen eher ein kaltes Gefühl im Bauch. Wenn sie sich eine Wärmflasche auf den Bauch legt oder einfach mit den Händen auf den Bauch drückt, geht es ihr oft schon besser. Heißer, gelber Harn, wie ihn Liu beschrieb, ist auch typisch bei warmer Feuchtigkeit in der Milz.

Allgemein gilt: Je mehr Hitze, desto dunkler der Harn.

Überprüfen Sie sich selbst!

Manchmal kommen die Störungen, wie sie eben beschrieben wurden, aus mehreren Organen. Nur ein Arzt kann eine genaue Diagnose stellen. Aber für Sie selbst können Sie Warnzeichen frühzeitig erkennen und etwas dagegen unternehmen.

Muskeln und Extremitäten beobachten

Die Milz beherrscht Muskeln und Extremitäten. Nur wenn die Milz gut funktioniert und die Essenz aus den Nährstoffen filtern kann, bekommen die Muskeln ausreichend Nahrung. Wenn die Milzfunktion gestört ist, werden die Muskeln schwach. Eine ausgeprägte Milzstörung führt sogar zu einer Rückbildung der Muskulatur. Wenn Sie eine Schwäche in den Muskeln und Extremitäten spüren, ist es gut möglich, dass auch dies etwas mit der Milz zu tun hat.

Die Farbe der Lippen kann viel zeigen

Die Milz zeigt sich auch in den Lippen. Wenn sie gesund ist, sind die Lippen feucht und rosig. Wenn Ihre Lippen blass und trocken sind, kann das an einer Disharmonie in der Milz liegen.

Die Kraft des Spätsommers

> **Überblick über die typischen Milz-Qi-Störungen im Spätsommer**
>
> | Qi-Mangel | Kalte Feuchtigkeit der Milz | Warme Feuchtigkeit der Milz |
> |---|---|---|
> | • Schwäche in den Muskeln und Extremitäten
• blasse, trockene Lippen, trockener Mund | • Durchfall, Blähungen, kalter Bauch
• Abneigung gegen kalte Speisen und Getränke
• Durst, aber keine Lust zu trinken
• Appetitlosigkeit
• süßlicher, später bitterer Geschmack im Mund | • stärkerer und klebriger Durchfall
• Durst, aber keine Lust zu trinken
• Bauchschmerzen (Hitze)
• Müdigkeit
• heißer, stark gelber Harn |

Mit einfühlsamer Selbstbeobachtung merkt man bald, was einem der Körper signalisiert.

Den Speichel beobachten

Der Speichel wird mithilfe des Milz-Qi produziert, gespeichert und dann je nach Bedarf in den Mund transportiert. Starkes Milz-Qi sorgt dafür, dass ausreichend Sekret zur Verfügung steht, aber der Speichel zugleich auch bewahrt wird. Vermehrte Speichelproduktion oder sogar aus dem Mund herausfließender Speichel deuten auf geschwächtes Milz-Qi hin, das nicht genug Kraft hat, die Säfte zu bewahren. Ein trockener Mund auf der anderen Seite bedeutet, dass die Milz ihre Fähigkeit, die Säfte zu verteilen, verloren hat.

So bleiben Sie gesund!

Nachdem Sie anhand der Beschreibungen sicherlich feststellen konnten, inwieweit bei Ihnen eine Milzstörung vorliegt, kommen wir nun zu all dem, was Sie wieder ins Gleichgewicht bringt und Ihrer Milz – insbesondere im Spätsommer – auch guttut, wenn sie gesund ist.

Ernährung: Milz »trocken« halten!

In China sagt man, dass die Krankheiten über den Mund in den Körper kommen. Das bedeutet nicht nur, dass Hygiene wichtig ist, sondern auch, dass falsche Essgewohnheiten Erkrankungen begünstigen können. Mit einer Nahrungsumstellung kann man insbesondere Milzstörungen vorbeugen, und man kann bereits bestehende Beschwerden schnell loswerden, wenn sie noch nicht zu weit fortgeschritten sind. Wenn Sie keine größeren Probleme mit der Milz haben, können Sie einfach Lebensmittel, die generell der Milz guttun, zu sich nehmen (siehe Kasten). Sie sollten genau darauf achten, was Ihnen guttut und was nicht, und die Signale Ihres Körpers berücksichtigen.

Wenn Sie deutliche Beschwerden haben, sollten Sie natürlich professionelle Hilfe suchen.

Gegen Qi-Störungen in der Milz

Wenn Sie oft Durchfälle, Brechreiz, Appetitmangel und sogar Ödeme haben und Ihnen nachts im Schlaf Speichel aus dem Mund läuft, leiden Sie wahrscheinlich unter Milz-Qi-Mangel. Lebensmittel, die diesen Qi-Mangel ausgleichen, sind: Kartoffeln, Süßkartoffeln, Shiitakepilze, Kastanien, Erdnüsse, Datteln, Hühnerfleisch, Rindfleisch, Reis und Kirschen. In China gibt es eine bekannte Suppe, die das Milz-Qi nährt, das Rezept finden Sie auf Seite 124. Weniger zu sich nehmen oder vermeiden sollten Sie Rettich und Radieschen.

Süß und gelb für die Milz

Der Geschmack süß zieht in die Milz und ernährt sie direkt. Die Farbe Gelb wird ebenso wie Milz und Spätsommer der Erde zugeordnet, und daher hat sie auch eine positive Wirkung auf die Milz. Süße und/oder gelbe Lebensmittel sind daher die beste Wahl für die Milz, beispielsweise: Papaya, Kürbis, Sojabohnen, Süßkartoffeln, Bananen, Orangen, Hirse, Mais.

Die Kraft des Spätsommers

Dang-Shen-Hühnchensuppe

Wirkung: gleicht Qi-Mangel aus, tut Milz und Magen gut.

Hauptzutaten und deren Wirkung
Dang Shen: die Wurzel der Glockenwinde. Dang Shen hat einen süßen Geschmack und füllt das Milz-Qi auf. Es nährt die Körpersäfte und kräftigt Magen und Milz.
Hühnerfleisch: kräftigt das Qi, gegen Appetitmangel und Durchfälle.
Datteln: nähren Qi und Blut.
Shiitakepilze: stärken das Milz-Qi, verbessern den Appetit.

Zutaten (für 2 Personen)
1 Hühnchen (400 g)
etwas Öl oder Butter
10 g Dang Shen (aus der Apotheke oder dem Asia-Laden)
3 Ingwerscheiben
5 bis 8 getrocknete Datteln
5 bis 8 Shiitakepilze
1 EL Chinesische Wolfsbeeren
etwas Salz

Chinesische Wolfsbeeren sind in Europa auch als Goji-Beeren bekannt und werden aufgrund ihrer sehr gesunden Inhaltsstoffe immer beliebter.

Zubereitung
- Hühnchen in Stücke schneiden, waschen und in kochendes Wasser geben. Nach 10 Sekunden herausholen.
- Pflanzenöl oder Butter in eine erhitzte Pfanne geben. Das Hühnerfleisch 1 Minute lang braten.
- Danach mit dem Öl in einen größeren Topf geben und Wasser dazugießen. Aufkochen lassen. Bei reduzierter Hitze dann gut 30 Minuten kochen lassen.
- Dang Shen in Scheiben schneiden und mit dem Ingwer in die Suppe geben. Bei niedriger Hitze weitere 1,5 Stunden kochen lassen. Datteln, Shiitakepilze und Wolfsbeeren dazugeben.
- 20 Minuten lang weiterkochen lassen. Nach Geschmack mit ein wenig Salz würzen.

So bleiben Sie gesund!

Tipp

Wenn Sie keine dünne Suppe mögen, können Sie sie mit Créme fraîche eindicken. Da Hühnerfleisch erwärmend wirkt, sollen Sie nur kleine Mengen zu sich nehmen, wenn Sie unter warmer Feuchtigkeit leiden.

Gegen kalte Feuchtigkeit der Milz

Haben Sie oft Durchfälle, vor allem nach kalten Speisen? Haben Sie das Bedürfnis nach warmen Getränken und fühlen Sie sich, besonders im Bauch, kalt? Wenn ja, leiden Sie wahrscheinlich unter kalter Feuchtigkeit der Milz. Dann brauchen Sie Lebensmittel, die die Milz »aufwärmen« und die Feuchtigkeit beseitigen, zum Beispiel: Hammelfleisch, Rindfleisch, Hühnerfleisch, Chili, Ingwer, Koriander, Knoblauch, Pfeffer, Longanfrüchte, braunen Zucker.

Es gibt andererseits Lebensmittel, die Kälte verstärken und die Sie daher möglichst wenig zu sich nehmen sollten. Wenn die Beschwerden ausgeprägt sind, sollte man sie ganz vermeiden: Spinat, rohe Tomaten, Gurken, Wassermelonen, Trauben, Bananen, Birnen, Kiwi. Kalte Speisen und gekühlte Getränke sollten Sie auf jeden Fall meiden. Fette Speisen belasten Milz und Magen und verschlimmern die Beschwerden; sie sollten daher ebenfalls reduziert werden.

Pfefferrindfleisch

Wirkung: erwärmt Milz und Magen, entfeuchtet.

Hauptzutaten und deren Wirkung

Rindfleisch: nährt Milz und Magen, ergänzt Qi und Blut, erwärmt.
Pfeffer: nährt Milz und Magen, erwärmt, hilft gegen Blähungen.
Ingwer: erwärmt den Körper, kräftigt den Magen, fördert den Appetit.
Zwiebel: fördert den Qi-Fluss, wirkt erwärmend.

Die Kraft des Spätsommers

Zutaten (für 2 Personen)

400 g Rindfleisch
1 TL Kochwein/Rotwein
1 TL Sojasoße
1 TL Maismehl
1 kleine Zwiebel
etwas Bratöl
1 Knoblauchzehe
3 Chilischoten
Pfeffer
Salz nach Wunsch

Zubereitung

- Rindfleisch waschen und in Stücke schneiden.
- Kochwein, Sojasoße und Maismehl in einer Schüssel gut durchmischen. Rindfleisch damit bestreichen und im Kühlschrank 8 Stunden ziehen lassen.
- Zwiebel schälen und in Streifen schneiden. Öl in eine erhitzte Pfanne geben. Zwiebelstreifen dazugeben und anbraten. Rindfleisch und geschnittenen Knoblauch hinzugeben und alles weiterbraten.
- Chili entkernen und klein schneiden. Mit dem Pfeffer und Salz nach Wunsch zum Fleisch geben.

Das Pfefferrindfleisch schmeckt sehr gut mit Reis.

Tipp

Dieses Gericht enthält viele »warme« Zutaten. Es ist daher sehr gut geeignet, wenn die Kälte sehr ausgeprägt ist, wenn Sie oft ein kaltes Gefühl im Bauch oder im ganzen Körper haben. Sie können auch Gemüse wie Paprika oder Zucchini oder auch Pilze braten und dazu servieren. Wenn Sie unter kalter Feuchtigkeit der Milz leiden, sollten Sie nur keinen Salat essen.

So bleiben Sie gesund!

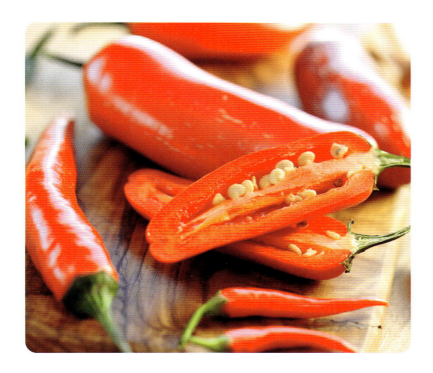

Chilischoten heizen einen zu kalten Körper gut auf.

Gegen warme Feuchtigkeit

Wenn die kalte Feuchtigkeit in der Milz für eine längere Zeit gestaut wird, sammelt sich Hitze. Im Laufe der Zeit wird kalte Feuchtigkeit dann zu warmer Feuchtigkeit, deren Symptome Sie bereits kennen (ab Seite 120). Wenn es so weit ist, braucht Ihr Körper Lebensmittel, die ihn abkühlen und die Feuchtigkeit ausleiten: Gurke, Yamswurzel, Tofu, Sellerie, Spinat, Aubergine, Hirse, Wassermelone, Honigmelone, rote Bohnen, Birnen, Bananen, Karpfen.

Die folgenden heißen und warmen Lebensmittel sollten Sie hingegen nur sehr wenig essen oder sogar ganz vermeiden: Hammelfleisch, Chili, Ingwer, Pfeffer. Alkohol belastet die Milz und den Magen und sollte gemieden werden, ebenso fette Speisen. Essen Sie möglichst regelmäßig und jedes Mal nur so viel, dass Sie nicht total satt und voll, sondern eher fast satt sind. Das ist deutlich besser für die Verdauungsfunktion.

Die Kraft des Spätsommers

Yam-Tangshui-Suppe

Wirkung: entfernt überflüssige Hitze und Feuchtigkeit.

Hauptzutaten und deren Wirkung

Yamswurzel: kräftigt Milz und Magen, hilft insbesondere bei chronischen Durchfällen.
Lotussamen: ernährt die Milz und stoppt chronische Durchfälle.
Birne: entfernt überflüssige Hitze aus dem Körper.
Kristallzucker: beruhigt den Milz-Meridian und löst Schleim.

Diese Suppe ist süß und wird kalt gegessen.

Zutaten (für 2 Personen)

50 g Lotussamen
50 g Yamswurzel
1 Birne
10 g Chinesische Wolfbeeren
30 g Kristallzucker

Überblick über die im Spätsommer geeigneten Lebensmittel

Gut für die Milz: Süße und tendenziell gelbe Lebensmittel wie zum Beispiel Papaya, Bananen, Orangen, Sojabohnen, Kürbis, Süßkartoffeln, Hirse und Mais.

Bei Qi-Mangel: Kartoffeln, Süßkartoffeln, Reis, Shiitakepilze, Kastanien, Erdnüsse, Datteln, Hühnerfleisch, Rindfleisch, Kirschen. Vorsicht mit Rettich und Radieschen.

Bei kalter Feuchtigkeit in der Milz: Hammelfleisch, Rindfleisch, Hühnerfleisch, Chili, Ingwer, Koriander, Knoblauch, Pfeffer, Longanfrüchte, brauner Zucker. Kalte Speisen sowie Spinat, Tomaten, Gurken, Melonen, Trauben, Bananen, Birnen und Kiwis meiden.

Bei warmer Feuchtigkeit in der Milz: Gurken, Yamswurzeln, Tofu, Sellerie, Spinat, Aubergine, Hirse, Wassermelone, Honigmelone, rote Bohnen, Birnen, Bananen, Karpfen. Vorsicht mit Hammel, Chili, Pfeffer, Ingwer.

So bleiben Sie gesund!

> **Tipp**
>
> Statt Kristallzucker können Sie auch Honig nehmen, wenn Sie den Geschmack bevorzugen. Die Hauptzutaten könnten Sie auch ändern. Zum Beispiel könnten Sie Honigmelone statt Birne nehmen. Solange Sie kühlende Lebensmittel verwenden, hat die Suppe die erwünschte Wirkung.

Zubereitung

- Lotussamen im warmen Wasser 1 bis 2 Stunden einweichen.
- Yamswurzel schälen und in Stücke schneiden.
- Lotussamen und Yamswurzel in einen kleinen Topf geben, aufkochen lassen und bei reduzierter Hitze 20 Minuten weiterkochen.
- Birne schälen und in Stücke schneiden. Mit in den Topf geben und alles 15 Minuten weiterkochen.
- Chinesische Wolfbeeren und Kristallzucker hinzufügen und umrühren. Bei niedriger Hitze 5 Minuten weiterkochen.
- Abkühlen lassen und am besten noch für eine gute Stunde in den Kühlschrank stellen.

Bewegung: Kommen Sie ins Schwitzen!

Im Spätsommer sammelt sich wie beschrieben leicht Feuchtigkeit in der Milz. Daher tut es gut, regelmäßig Sport zu treiben und dabei ins Schwitzen zu geraten. Mit dem Schweiß geht die Feuchtigkeit aus dem Körper heraus, und unreine Substanzen werden mit ihm zusammen ausgeschieden.

Trinken Sie aber unbedingt ausreichend Wasser. Normalerweise braucht ein Erwachsener zwei bis zweieinhalb Liter pro Tag. Insbesondere wenn Sie beim Sport viel schwitzen, sollten Sie darauf achten, genug zu trinken.

Schwitzen und Trinken: die beiden Stichworte zum Thema Bewegung im Spätsommer.

»Ins Schwitzen kommen« heißt übrigens nicht, dass Sie mittags in der prallen Sonne intensiven Sport machen. Hitze belastet den Körper und sollte gemieden werden. Übertreiben Sie nicht! Hören Sie auf Ihren Körper und spüren Sie, wann Sie aufhören müssen. Wenn Sie mit dem Sport beginnen, lassen Sie sich Zeit, sich zu trainieren, sodass Ihr Köper sich an die Intensität anpassen kann.

Milz-Qi-Gong

Im Folgenden zeige ich Ihnen eine Qi-Gong-Übungsreihe, die Milz und Magen stärkt und die Verdauung verbessert. Sie kommen dabei wahrscheinlich nicht ins Schwitzen, aber sie ist eine sehr gute Ergänzung zu Ihren anderen Aktivitäten.

1. Reine Säfte schlucken

> Alle Körperflüssigkeiten, auch der Speichel, sind bedeutsam.

- Stellen Sie sich, das Gesicht nach Süden, mit gegrätschten Beinen und leicht gebeugten Knien hin. Lassen Sie die Arme hängen. Ihre Lippen berühren sich leicht. Schließen Sie die Augen und versuchen Sie, sich auf den gegenwärtigen Moment zu konzentrieren.
- Öffnen und schließen Sie den Mund 36-mal. Dabei schlagen die Zähne leicht gegeneinander, sodass ein »Zähneklappern« hörbar wird. Sie sollten ein deutliches Geräusch hören können.
- Nun kreisen Sie mit der Zunge an den Zähnen entlang, sodass die Zunge das Zahnfleisch sanft massiert. 36 Kreise. Dann schlucken Sie die Flüssigkeit, die sich im Mund gesammelt hat, bewusst herunter.

2. Sterne pflücken

- Sie stehen gerade, mit gestreckten Beinen. Die Hände liegen vor dem Bauch. Die rechte Hand auf der linken. Die rechte Hand bewegt sich nun nach links, der Körper dreht mit, so weit Sie können. Gleichzeitig geht die linke Hand nach hinten, bis der Handrücken das rechte Hüftgelenk berührt. Die Augen folgen der rechten Hand.
- Jetzt drehen Sie sich wieder nach rechts. Die rechte Hand führt den Körper, die Augen folgen. Sie geht nach oben rechts, bis sie über dem Kopf ist. Drehen Sie die Handfläche nach oben.

So bleiben Sie gesund!

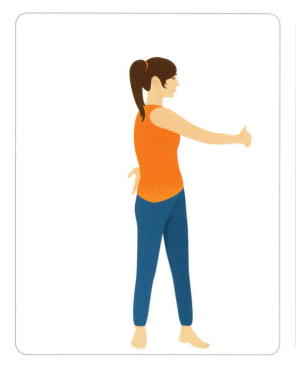
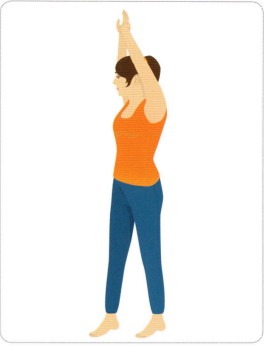

- Heben Sie jetzt die linke Hand nach oben und ergreifen Sie sie mit der rechten Hand. Halten Sie diese Position für ein paar Sekunden und atmen Sie dabei weiter.
- Wiederholen Sie die Übung nun zur anderen Seite. Wiederholen Sie den gesamten Übungsteil dann noch 3-mal.

Milz-Qi-Gong, Teil 2 der Übung.

3. Reines Qi leiten

- Sie stehen wieder gerade, Knie locker. Stellen Sie sich vor, dass Ihr Kopf an einem Faden hängt und das untere Ende Ihrer Wirbelsäule mit einem Gewicht beschwert ist, sodass Ihr Rücken gestreckt wird.
- Sie beschreiben nun mit den Händen einen großen Kreis, der vor der Brust endet. Während die Arme seitlich aufsteigen, atmen Sie ein. Wenn die Hände am höchsten Punkt der Kreisbahn angelangt sind, seitlich etwas über dem Kopf, Handinnenflächen nach unten, beginnen Sie mit dem Ausatmen. Dabei führen Sie die Bewegung

Die Kraft des Spätsommers

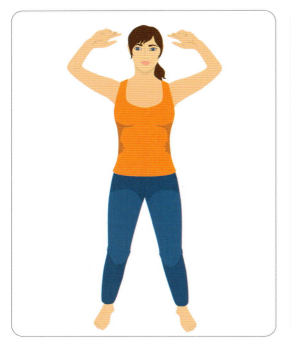
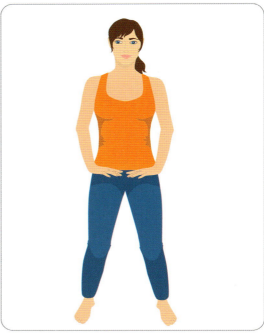

Milz-Qi-Gong, Teil 3 der Übung.

weiter, bis sich Ihre Fingerspitzen vor der Brust berühren. Nun drücken Sie, immer noch ausatmend, die Hände abwärts, soweit es ohne Anstrengung möglich ist.

- Bei der nächsten Einatmung schließen Sie die Hände zu Fäusten und heben sie langsam an. Sobald sich die Fäuste vor der Brust befinden, atmen Sie wieder aus, öffnen die Fäuste und drücken Sie die Hände nach unten.
- Bleiben Sie für 3 Atemzüge in dieser Position und wiederholen Sie dann den ganzen Übungsteil 3-mal.

4. Bauch massieren

- Arme lockern. Halten Sie den Oberkörper aufrecht, heben Sie den Kopf leicht an und richten Sie die Augen leicht nach oben. Legen Sie Ihre linke Hand nun auf den Handrücken der rechten.
- Legen Sie die Hände auf den Bauch. Kreisen Sie mit den Händen im Uhrzeigersinn auf dem Oberbauch und der Brust. Wiederholen Sie

So bleiben Sie gesund!

> **Tipp**
>
> Dieser Übungsteil kann die Verdauung regulieren: Wenn Sie gerade unter Verstopfung leiden, machen Sie nur die Bewegung im Uhrzeigersinn. Wenn Sie Durchfall haben, nur die Bewegung gegen den Uhrzeigersinn.

diese leicht massierende Kreisbewegung 15-mal. Bei jedem Atemzug ein Kreis. Achten Sie darauf, dass die Bewegung und der Atem zueinander passen.
- Jetzt lassen Sie die Hände langsam gegen den Uhrzeigersinn kreisen, wieder 15-mal.
- Wiederholen Sie die Kreisbewegungen, aber diesmal kreisen Sie um den Bauchnabel. Erst 15-mal im Uhrzeigersinn, dann 15-mal andersherum.

5. Zum Abschluss: Meridianpunkt beklopfen
- Sie stehen aufrecht. Ballen Sie die Hände zu Fäusten, beugen Sie sich nach vorn und klopfen Sie den Meridianpunkt Zu San Li auf jeder Seite 30-mal.
- Zu San Li liegt vier Fingerbreit unter der Kniescheibe und einen Fingerbreit außen neben der Kante des Schienbeins. Drücken Sie mit etwas Kraft auf den Punkt. Wenn sich das anfühlt, als würden Sie gegen einen kleinen flexiblen Ball pressen, oder wenn ein leichter Schmerz auftritt, dann haben Sie den richtigen Punkt gefunden. Wenn Sie Probleme mit dem Rücken haben, können Sie diese Übung auch im Sitzen durchführen.

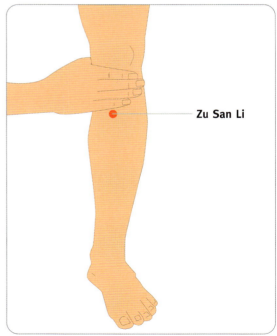

Zu San Li

Die Kraft des Spätsommers

Fußbäder und Meridianpunkt-Massage

Auch für den Spätsommer eignen sich Fußbäder mit bestimmten Zusätzen und die Massage einzelner Meridianpunkte.

Gegen Mangel an Milz-Qi und kalte Feuchtigkeit

Fußbad

Für das Fußbad im Spätsommer empfiehlt sich Beifußkraut.

- Badezusatz: 30 bis 50 Gramm Moxa, die Blätter des Beifuß. Wenn Sie das Kraut in Ihrer Nähe finden, können Sie die Blätter einfach sammeln und trocknen lassen. Sonst können Sie Moxa entweder im Asia-Laden oder in der Apotheke kaufen.
- Moxa 30 Minuten kochen lassen. Den Sud in den Holzeimer geben. Die Flüssigkeit sollte etwa 20 Zentimeter tief sein und die Temperatur des Wassers ungefähr 48 Grad betragen.
- Setzen Sie sich bequem hin und entspannen Sie sich. Sie können derweil auch ein Buch lesen, Musik hören oder einfach ein Schläfchen machen.
- Baden Sie die Füße zwischen 20 und 30 Minuten, bis Sie ein leichtes Schwitzen auf dem Rücken und der Stirn spüren. Ziehen Sie dann sofort Socken oder Hausschuhe an und halten Sie Ihre Füße warm. Zudem trinken Sie ein großes Glas warmes Wasser.

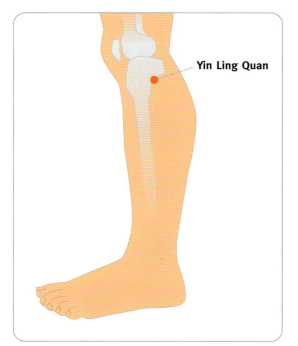

Yin Ling Quan

Massage

Zu San Li: Diesen Punkt kennen Sie bereits (Seite 133) von der Qi-Gong-Übung.
Xue Hai: Auch ihn kennen Sie bereits (Seite 72). Ebenso wie **San Yin Jiao** (Seite 72). Auch ihre Massage eignet sich für den Spätsommer.
Yin Ling Quan: Dieser Punkt befindet sich in der Nähe des Knies. Tasten Sie entlang der unteren Kante des Knochens auf der Innen-

So bleiben Sie gesund!

seite Ihres Unterschenkels nach oben. Am Ende des Knochens, kurz vor dem Kniegelenk, finden Sie den Gelenkkopf. Yin Ling Quan liegt in seiner Innenseite. Wenn Sie mit dem Mittelfinger nach innen gehen, können Sie eine Delle spüren – dort liegt der Punkt. Wenn Sie darauf drücken, ist es leicht schmerzhaft. Massieren Sie beide Yin Ling Quan 1 bis 3 Minuten lang mit dem Mittelfinger.

Je nach Beschwerde eignen sich andere Badezusätze und Meridianpunkte.

Gegen Mangel an Milz-Qi und warme Feuchtigkeit

Fußbad
- Bademittel: Jeweils 30 bis 50 Gramm getrocknete Chrysanthemen- und Heckenkirschblüten. Beides können Sie im Teeladen oder auch in der Apotheke finden. Wenn Sie Heckenkirschen im Garten haben, können Sie natürlich auch selbst die Blüten sammeln und trocknen lassen. Wenn Sie nicht beide Blütenarten bekommen, können Sie auch nur eine verwenden.
- Die Blüten 30 Minuten kochen lassen. Den Sud in den Holzeimer geben, 20 Zentimeter hoch, etwa 48 Grad heiß.
- Baden Sie nun für 20 bis 30 Minuten entspannt Ihre Füße, bis Sie ein Schwitzen auf dem Rücken und der Stirn spüren. Danach Füße unbedingt warm halten und ein Glas warmes Wasser trinken.

Massage
Zu San Li: Dieser Punkt hilft auch bei warmer Feuchtigkeit (Seite 133).
Zhong Wan: Er befindet sich an der Mittellinie des Körpers und lässt sich leicht finden. Vom Bauchnabel einfach fünf Fingerbreit nach oben – dort ist der Meridianpunkt. Sie können sitzen oder sich hinlegen und den Punkt mit dem Handballen 3 bis 5 Minuten lang reiben.

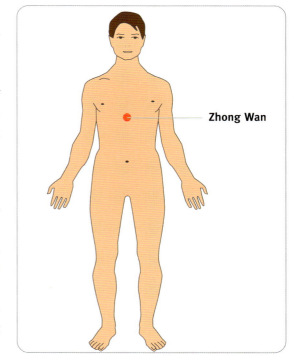

Zhong Wan

Die Kraft des Spätsommers

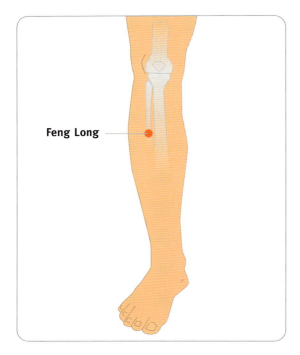

Feng Long: Ihn finden Sie an Ihrem Unterschenkel. Vom äußeren Knöchel gehen Sie zweimal fünf Fingerbreit entlang des Schienbeins nach oben, dann zwei Fingerbreit nach außen – und schon haben Sie Feng Long gefunden. Massieren Sie den Punkt mit Ihrem Mittelfinger 1 Minute lang, sowohl links als auch rechts. Wenden Sie so viel Kraft an, dass Sie einen leichten (!) Schmerz spüren.

Im Alltag: Pflegen Sie Milz und Magen

Heutzutage wird sehr viel über gesundes Essen diskutiert. Es ist natürlich wichtig, dass man etwas Gesundes isst, aber es ist noch wichtiger, dass das, was wir essen, im Körper auch absorbiert werden kann. Diese Aufgabe wird durch unsere Milz und unseren Magen erfüllt. Daher ist das Wohlbefinden beider eine Voraussetzung für Gesundheit.

Das ganze Jahr hindurch müssen wir uns um die Milz und den Magen kümmern. Im Spätsommer macht die Natur die Milz aber besonders verletzlich, und daher sollen wir ihr vermehrt in dieser Zeit unsere Aufmerksamkeit schenken.

Wie passen wir auf die Milz auf? Fangen wir mit Kleinigkeiten an: Wir sollten sie nicht mit übermäßigen Sorgen und ständigem Nachdenken belasten. Schwermut schadet dem Milz-Qi sehr. Langfristig kann es zu einem Mangel kommen. Wenn Sie jemand sind, der sehr neugierig ist und seine Hobbys oder seine Arbeit mit Leib und Seele ausübt, dürfen Sie nicht vergessen, ab und zu eine Pause zu machen und Ihre Gedanken freizulassen. Machen Sie Sport, gehen Sie mit Freunden aus. Ein bisschen Muße tut Ihnen sicherlich gut!

Im August ist das Wetter noch sehr heiß. Überall locken dann Eiscafés, und viele sitzen dort vor riesigen Eisbechern. Ist es gut, wenn

So bleiben Sie gesund!

man viel Eis isst? Es ist harmlos, wenn Sie ab und zu zwei Kugeln genießen. Aber wenn Sie Tag für Tag Eisbecher, eiskalte Getränke und gekühlte Salate zu sich nehmen, überfordert das in der Regel Ihre Milz. Doch jeder hat eine etwas andere Konstitution. Manche Menschen sind empfindlicher als andere. Sie müssen auf Ihren Körper hören, um Ihre individuellen Grenzen festzustellen.

Was sich aber immer empfiehlt: In der Nacht sollten Sie sich warm halten. Wenn es heiß ist, können Sie die Fenster offen lassen – aber lassen Sie den Wind nicht direkt auf Ihren Kopf blasen. Der Scheitel des Kopfes ist die Sammelstelle des Yang-Qi für den ganzen Körper und muss daher vor Kälte und Wind geschützt werden.

Auch eine gute Beziehung macht glücklich, und Glück erhält gesund. In einer erfüllten Beziehung zählen natürlich auch die sexuellen Aktivitäten. Aber im Spätsommer wäre es gut, sie ein bisschen zu reduzieren. Denn Sex verbraucht viel Nieren-Qi, und wenn das Nieren-Qi gestört ist, kommt auch das Milz-Qi aus dem Gleichgewicht. Selbstverständlich dürfen Sie weiterhin Intimität mit Ihrem Partner haben, nur nicht so oft wie in den anderen Jahreszeiten.

Um gesund zu bleiben, müssen Sie nur dazu bereit sein, jeden Tag ein bisschen was für Ihren Körper zu tun. Der August ist ein schöner und lebendiger Monat. Kümmern Sie sich um Ihre Milz, sodass sie genug Kraft für Sie zur Verfügung stellt, damit Sie diese wunderschöne Jahreszeit genießen können!

> Beachten wir die Grundregeln des Spätsommers, werden wir mit einem guten, gesunden Herbst belohnt.

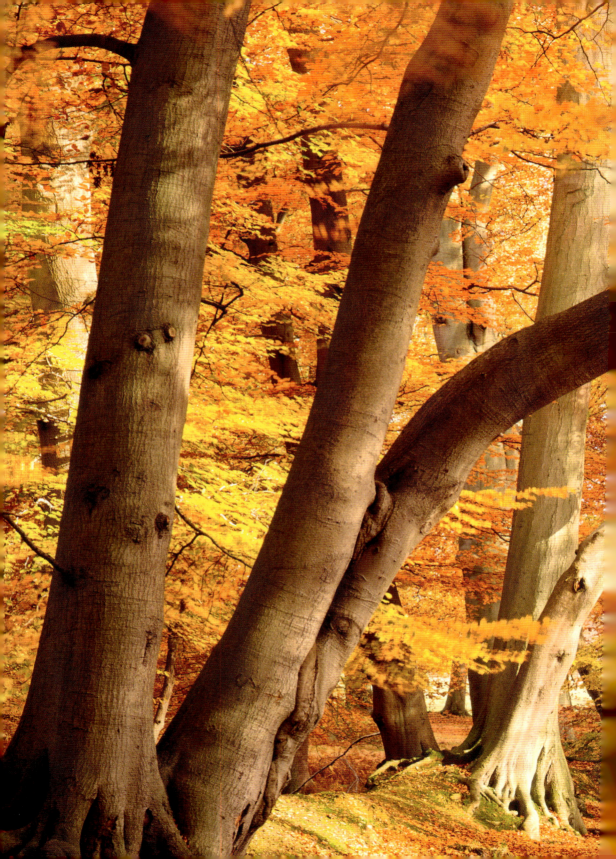

Die Kraft des Herbstes

Die drei Monde des Herbstes sind die Zeit
der Reife, des Friedens und der inneren Einkehr.
Die Winde wehen, und die Welt zeigt ein graues Gesicht.
So soll der Mensch in dieser Zeit
im Einklang mit dem Qi des Herbstes sein.
Nun ist von Nutzen:
früh zu Bett und früh sich zu erheben,
wie der Hahn,
damit der innere Frieden gewahrt bleibt.
Nun ist von Nutzen:
auf Shen und Qi zu achten
und sie nicht freizulegen,
damit das gierige Qi des Herbstes nicht an ihnen zehrt.
Im Einklang mit der Jahreszeit handeln,
ruhig und zurückhaltend,
damit das Qi der Lunge nicht beschädigt wird
und die Gedärme ruhig bleiben.
Sind Lungen und Gedärme schwach im Herbst,
wird der Winter voller Unrast sein.

Aus »Die Medizin des Gelben Kaisers« von Huang Di

Hermines Herbst

»Hatschi!« Hermine niest.

»Gesundheit!«, sagt ihre Kollegin.

»Danke. Oh nein, nicht schon wieder!«, klagt Hermine. Sie versteht nicht, warum gerade sie immer wieder von Erkältungen heimgesucht wird. Außerdem hat sie seit Wochen Reizhusten. Vielleicht hat sie sich noch nicht von der letzten Erkältung erholt?

Sie schaltet den Computer aus und packt ihre Sachen in die Tasche. Endlich Feierabend. Schon seit dem Morgen hat sie leichte Kopfschmerzen und kaum Kraft zum Arbeiten. Und ihre Haut ist so trocken, dass sie juckt. Das ist sehr unangenehm!

Eine halbe Stunde später, als Hermine aus der Straßenbahn steigt, ist es fast dunkel. Es hat angefangen zu regnen. Sie geht die leere Straße entlang, die fallenden Blätter fliegen im Wind. Dieser Anblick füllt ihr Herz mit Melancholie.

Sie beeilt sich, nach Hause zu kommen, und denkt an eine Tasse warmen Tee. Aber andererseits will sie die Wohnung eigentlich gar nicht betreten. Jimmy, ihr Hund, ist vor drei Monaten gestorben, aber sein Körbchen steht immer noch in der Ecke.

Der Herbst, die typische Erkältungsjahreszeit, hat ebenfalls differenzierte Eigenheiten.

»So ist das Leben«, denkt sie, »letztlich verliert man alles.«

In ihrem Haus gibt es keinen Fahrstuhl. Es war noch nie ein Problem für sie, die Treppe bis zum vierten Stock hinaufzusteigen. Aber in letzter Zeit ist sie kurzatmig geworden und beim Treppensteigen bekommt sie oft Atemnot. Heute fühlt sie sich besonders schwach. Der dunkle, nasse und trostlose Herbst hat ihr Herz zusätzlich beschwert. Ihre Beine werden immer schwerer und ihr Atem immer kürzer. Das Druckgefühl in der Brust, das sie ab und zu bemerkt, ist jetzt auch wieder da, und zwar sehr ausgeprägt. Als sie endlich vor der Wohnungstür steht, bekommt sie kaum noch Luft. Sie lehnt an der Tür und versucht, tiefer zu atmen, aber da kommt ein Hustenanfall, und sie muss sich am Türgriff festhalten, um nicht zu stürzen.

Ihre Nachbarin, die gerade vorbeikommt, läuft sofort zu ihr hin. Sie stützt Hermine und fragt: »Mensch, Hermine, was ist mit dir los?«

Hermines Herbst

Was ist mit Hermine los?

Die Nachbarin traf Hermine in einem besorgniserregenden Zustand an. Und auch Hermine ist ängstlich verwundert, was nur mit ihr los ist. Untersuchen wir ihre Symptome genauer.

Sie ist oft erkältet

Seit das Wetter kühl geworden ist, hat Hermine immer wieder Erkältungen. Manchmal tut nur ihr Hals weh, manchmal hat sie ein bisschen Fieber und Kopfschmerzen, und manchmal fühlt sie sich einfach nicht wohl. Im Vergleich zu den Kolleginnen im Büro ist sie recht häufig krank.

Die Symptome für organische Störungen machen sich auch im Gemüt bemerkbar.

Sie hustet und ist kurzatmig

Sie hat immer öfter Reizhusten, seit einiger Zeit bereits mit Auswurf. Aber sie macht sich keine Gedanken darüber, weil sie so oft erkältet ist – und da bekommt man eben Husten. Aber kommt der Husten wirklich einfach daher?
Sie hat außerdem das Gefühl, dass sie nicht genug Luft bekommt. Wenn sie die Treppe hinaufsteigt, hat sie Atemnot. Immer öfter erlebt sie Druckgefühle in der Brust.

Ihre Haut ist trocken

Ihre Haut ist trocken und juckt. Hermine cremt sich zwar immer sorgfältig und dick ein, aber es hilft einfach nicht mehr. Außerdem sieht die Haut ganz matt aus.

Sie ist fast immer traurig

Hermine ist eine sehr sensible Frau. Sie fühlt das Unglück des Lebens. Ihrer Meinung nach ist es eben Leiden. Sie hatte eine unglückliche Kindheit und später immer Probleme in ihren Beziehungen. Jetzt wohnt sie allein, und sie fühlt sich sehr einsam. Der Tod ihres Hundes hat sie zutiefst getroffen, und sie kann den Kummer einfach nicht loslassen.

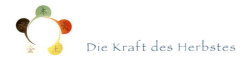

Die Kraft des Herbstes

Der Herbst und die Lunge

Die Beschwerden von Hermine entsprechen einer Störung der Lunge. Gerade im Herbst ist dieses Organ sehr empfindlich und braucht daher Aufmerksamkeit. Wie sind die Lunge und der Herbst miteinander verbunden? Durch die Eigenschaft, die sie teilen: Metall.

Im Herbst sinken die Temperaturen. Die Pflanzen verlieren die Blätter. Die Früchte sind reif, und es ist endlich Erntezeit. Viele Pflanzen werden nun langsam sterben, und bei den anderen zieht sich die Energie ins Innere zurück. Die Natur des Herbstes entspricht den Eigenschaften des Metalls. Der Zusammenhang zwischen Herbst und Metall zeigt sich beim Menschen vor allem in einem Organ: der Lunge. Wenn Sie die Aufgaben der Lunge kennen, verstehen Sie, wieso das so ist.

Herbst und Lunge sind die zusammenhängenden Partner.

Was macht die Lunge?

Das Lungen-Qi bewegt sich in gegensätzliche Richtungen: Ein Teil des Qi muss aufsteigen und hinausgehen, der andere steigt hinab. Jede Bewegung hat ihren Zweck, und beide unterstützen einander.

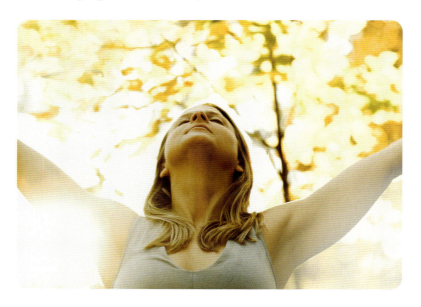

Im Herbst tut es gut, noch jeden warmen Sonnenstrahl zu nutzen.

Der Herbst und die Lunge

> **Das Element Metall**
>
> Metall ist hart, schwer und stabil. Wenn man ein Stück Metall ins Wasser wirft, sinkt es sofort. Aus Metall macht man Messer, man braucht es zum Ernten und für die Jagd. Im Vergleich zum Wasser ist es fest, man sagt, es zieht sich in sich zurück – das heißt, es ist dichter. Die Eigenschaften des Metalls sind also: schneidend, absenkend und zurückziehend.

Die Lunge regiert das Qi und die Atmung

Das Qi, das von der Lunge reguliert wird, hat eine zweifache Bedeutung: Zunächst regiert die Lunge das Qi, das ein- und ausgeatmet wird. Das klingt so ähnlich wie der Gasaustausch, den die Schulmedizin in den Vordergrund stellt, aber es ist anders gemeint. Laut der TCM verbindet sich die Lunge direkt mit dem Qi der Natur. Mithilfe des Lungen-Qi wird reines Qi ein- und unreines Qi ausgeatmet. Das Lungen-Qi muss sich im Rhythmus bewegen: Beim Aufsteigen treibt es das unreine Qi aus der Lunge, beim Absteigen saugt es das reine Qi hinein. Diese Bewegung sorgt für den ständigen Qi-Austausch zwischen Natur und Mensch. Nur so kann das Leben weitergehen. Wenn der Rhythmus des Qi gestört ist, verbleibt das unreine Qi in der Lunge und wenig reines Qi kommt hinein. Dies führt dann zu einer Vielzahl von Beschwerden wie Husten und Druckgefühl in der Brust. Die zweite Bedeutung: Die Lunge reguliert das Qi des Körpers. Dieses Qi ist laut TCM nicht die Atemluft, sondern eine Mischung aus Atemluft und Essenz. Es ist tatsächlich absolut essenziell für die Lebensaktivitäten.

In der Lunge wird Zong-Qi, ein sehr wichtiger Bestandteil des Körper-Qi, produziert. Zong-Qi ist entscheidend für die Qi-Bewegung im Körper. Es regiert den Atemrhythmus, geht auch ins Herz hinein und fördert den Kreislauf des Herz-Blutes. Eine Störung in der Lunge

Atem und Qi sind eng verwoben, wie Sie vielleicht auch bereits bei den Qi-Gong-Übungen erspürt haben.

erschwert natürlich zunächst die Atmung, dadurch erhält die Lunge wenig reines Qi, was für die Entstehung des Zong-Qi aber essenziell ist. Mangel an Zong-Qi verursacht einen allgemeinen Qi-Mangel im Körper. Wer darunter leidet, hat eine auffallend leise Stimme, ist kurzatmig und fühlt sich schwach. Mangelndes Zong-Qi führt auch zu unkoordinierten Bewegungen des Körper-Qi. Dadurch entstehen dann die unterschiedlichsten Beschwerden.

Die Lunge regelt die Wasserbewegung im Körper

Das Lungen-Qi hat eine hinaus- und hinabtreibende Funktion und reguliert damit die Bewegungen des Wassers im Körper. Lungen-Qi wirkt zunächst austreibend. Bei diesem Vorgang werden Wasser und der leichte Teil der reinen Essenz, den die Milz herantransportiert, nach oben und außen verbreitet. Die Organe im Kopf, die Haut und das Haar bekommen damit Nahrung. Das Wasser, das in der Haut angekommen ist, wird mithilfe des Wei-Qi in Schweiß umgewandelt und kontrolliert ausgeschieden.

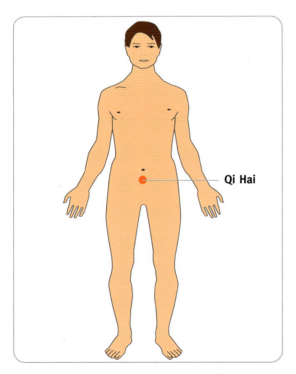

Qi Hai

Andererseits wird der schwere Teil der Essenz, der ebenso von der Milz kommt, durch die hinabtreibende Bewegung des Lungen-Qi nach unten transportiert. Dadurch werden die unten liegenden Organe ernährt. Die unreine Substanz, die aus den Organen kommt, wird nach unten in die Niere transportiert und später in Urin umgewandelt.

Wenn die Lunge angegriffen ist, wird sie beide Aufgabenbereiche nicht mehr befriedigend erfüllen können. Eine Störung der austreibenden Funktion des Lungen-Qi führt zur Wasseransammlung im Körper. Man wird auch weniger schwitzen. Und wenn das Lungen-Qi nicht herabsteigt, wird das Wasser nicht nach unten gehen, die unreine Substanz erreicht die Nieren nicht, die sie ausscheiden könnten. Dies

Der Herbst und die Lunge

Zong-Qi

Zong-Qi ist das Qi, das sich aus Gu-Qi und der reinen Atemluft in der Lunge bildet. Auf Seite 47 haben Sie gesehen, dass die Essenz aus der Nahrung in die Milz kommt, und die Milz verwandelt sie in Gu-Qi. Danach transportiert sie es nach oben in die Lunge. Die Lunge mischt es mit dem eingeatmeten reinen Qi der Natur und erzeugt das Zong-Qi. Es wird dann im Meridianpunkt Qi Hai (siehe Bild links) gespeichert. Zong-Qi bewegt sich nach oben zum Hals und begünstigt insbesondere die Atmung.

Wei-Qi

Wei-Qi ist eine weitere Qi-Form. Wei bedeutet auf Deutsch »Abwehr«. Also ist das Wei-Qi das Abwehr-Qi. Es schützt den Körper gegen Schädigendes von außen. Es wird aus Gu-Qi gebildet, und zwar aus dem Teil, der sehr stark und ausweichend ist. Es kann nicht in den Meridianen gehalten werden und fließt daher in die Haut. Dort wehrt es Erreger ab.

Die Welt, auch die unseres Körpers, wird in der TCM sehr klar strukturiert beschrieben.

führt dann zu Husten, Harnverhaltung und Ödemen. Das Wasser im Körper muss ständig in Bewegung sein, sonst wird es gemeinsam mit der Essenz in der Lunge gestaut.

Die Lunge fördert die Zirkulation von Qi und Blut

Das Blut des ganzen Körpers fließt durch die Lunge, wo es das reine Qi der Natur aufnimmt und damit verschiedene Körperteile nährt. Das Herz-Qi besitzt die Kraft, das Blut in Bewegung zu setzen. Es arbeitet aber nicht allein, es erhält Unterstützung durch das Lungen-Qi. Denn erstens begünstigt die Atmung den Blutkreislauf. Zweitens geht Zong-Qi, das in der Lunge aus Gu-Qi und dem reinen Qi der Natur entsteht, ins Herz und fördert die Blutzirkulation. Bei Mangel oder Stau von Lungen-Qi staut sich das Blut, und der Rhythmus des Herzschlags wird sich ändern. Man hat ein enges Gefühl in der Brust, und besonders Lippen und Zunge nehmen eine bräunliche Farbe an.

Ein tieferer Blick auf Hermines Probleme

Vielleicht haben Sie jetzt schon ein bisschen mehr Verständnis für Hermines Probleme. Kommen wir zurück zu ihrer Geschichte und versuchen, die Ursachen hinter ihren Beschwerden zu entdecken.

Die häufigen Erkältungen

Die häufigen Erkältungen Hermines weisen auf eine Störung in der Lunge hin, weil die Lunge die Aufgabe hat, Wei-Qi (das Abwehr-Qi) von Milz und Magen aufzunehmen und nach außen in die Haut zu verbreiten. Die Haut hat Kontakt mit der Umwelt und daher auch mit den Pathogenen. Das Wei-Qi muss diese Gefahren in Schach halten. Im Herbst ist es kühler, sehr oft auch windig. Bei gesunden Menschen wehrt das Wei-Qi diese negativen Einflüsse ab. Aber wenn das Lungen-Qi gestört ist, kann das Wei-Qi nicht nach außen in die Haut transportiert werden, um dort seine Aufgabe zu erfüllen. Kälte und Wind dringen in den Körper ein, man wird krank, die Funktion der Lunge wird weiter beeinträchtigt. Wenn das Lungen-Qi sich nicht mehr auswärts bewegt, hat man eine verstopfte Nase und ein Engegefühl in der Brust, manchmal dazu Fieber, aber man schwitzt nicht.

Im Herbst sind die äußeren Einflüsse, die uns krank machen können, sehr offensichtlich: Wind, Regen, Kälte.

Husten

Husten ist natürlich typisch für Erkältungen, wer aber im Herbst chronischen Husten entwickelt, könnte eine Störung des Lungen-Qi haben. Dieses regiert den Wasserkreislauf im Körper. Das auswärts

Ein tieferer Blick auf Hermines Probleme

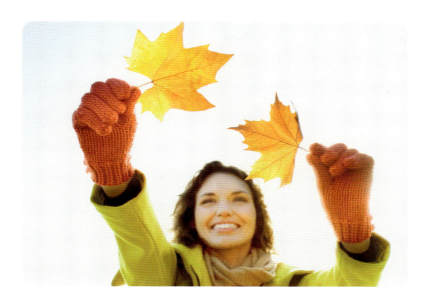

Von wegen grau! Der Herbst verzaubert uns mit wunderschönen Farben.

gehende Qi treibt das Wasser nach oben und außen, das absteigende Qi führt es nach unten. Wenn das Lungen-Qi durcheinandergeraten ist, wird das Wasser in der Lunge gestaut. Dies verursacht dann Husten mit Auswurf. Vermutlich leidet Hermine also unter einer Qi-Störung der Lunge.

Kurzatmigkeit

Kurzer, flacher und manchmal beschleunigter Atem deutet auf eine Störung der Lungenfunktion hin, die die Aufnahme des reinen Qi aus der Natur behindert. Aus reduziertem reinem Qi wird dann in der Lunge weniger Zong-Qi produziert. Zong-Qi aber fördert die Qi-Bewegung im ganzen Körper. Ein Mangel führt sowohl zu geschwächter Qi-Bewegung als auch generell zu Qi-Mangel. Dies zeigt sich in flachem und kurzem Atem.

Eine Störung der Bewegung des Qi in der Lunge führt ebenso zur Atemstörung. Die Lunge ist das höchste Zang-Organ im Körper. Der Hauptteil des Lungen-Qi möchte absteigen. Wenn das Qi aber nicht nach unten gehen kann, wird man kurzatmig.

Das kalte Wetter beeinflusst unsere Atemtätigkeit, oftmals leider negativ.

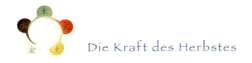 Die Kraft des Herbstes

Hals und Haut sind trocken

Es ist bekannt, dass wir im Herbst mehr trinken sollten. Dies hat viel mit der Umstellung des Natur-Qi, mit zunehmender Trockenheit zu tun. Im Herbst wird es kälter, und im Vergleich zum Spätsommer regnet es oftmals doch weniger. Die Trockenheit, um die es hier geht, kommt aber nicht nur von der niedrigeren Luftfeuchtigkeit.

In der Lunge sitzt auch die Trauer. Diese schwere Emotion belastet unsere Atmung.

Tödliche Traurigkeit

Dass die Trauer die Lunge schädigt, ist in China schon seit Tausenden von Jahren bekannt. Im klassischen Buch »Der Traum der roten Kammer« gibt es eine sehr bekannte Figur, die ein ausgezeichnetes Beispiel dafür darstellt. Ihr Name ist Daiyu Lin, bekannt auch als Schwester Lin. Sie ist ein sehr sensibles Mädchen. Ihre Eltern sind früh gestorben und sie wohnt bei der reichen Familie ihres Onkels. Obwohl die Familie sehr nett zu ihr ist, denkt sie Tag für Tag nur an ihr Unglück. Sie schreibt traurige Gedichte und liest traurige Geschichten. Im Frühling geht sie in den wunderschönen Garten – nicht etwa um die Blüten zu bewundern, sondern um herabgefallene Blüten zu sammeln und sie zu beerdigen. Darüber schreibt sie wieder traurige Zeilen, liest sie vor und weint. Sie ist sehr dünn und fühlt sich immer schwach. Manchmal verbringt sie ihren Tag nur liegend. Sie hustet dauernd und klagt über ein Druckgefühl in der Brust. Schließlich stirbt sie sehr jung an einem Lungenleiden.

Solche Geschichten kommen nicht nur in der Literatur vor. In der Wirklichkeit gibt es auch reichlich Beispiele für Menschen dieser Art. Erinnern Sie sich noch an meinen Onkel Wang, der an Lungenkrebs gestorben ist? Er war auch ein sehr unglücklicher Mensch. Im Laufe der Zeit hat die Trauer ihn getötet.

Die gegenteilige Störung: Das Lungen-Qi übertreibt

Laut TCM ruft nämlich Kälte Trockenheit hervor. Daher gilt der Herbst in der TCM als trocken, auch wenn es häufiger regnen sollte. Gestörtes Lungen-Qi verschlimmert die Trockenheit weiter: Wir wissen schon, dass die Lunge für den Wasser- und Qi-Kreislauf verantwortlich ist. Wenn das Lungen-Qi geschwächt oder gestaut ist, kann es das Wasser und die Essenz nicht mehr nach außen in die Haut oder nach oben in den Kopfbereich leiten. Dann hat man trockene und matte Haut, glanzlose Haare und einen trockenen Hals.

Die grundsätzliche Traurigkeit

Hermine gehört zu den Menschen, die sehr sensibel sind und sehr tief fühlen. Sie werden schnell von Trauer überwältigt. Trauer ist immer eine ungesunde Emotion, auch wenn es Phasen gibt, wo sie zum Leben gehört und natürlich ist. Dann sollte sie auch gelebt und nicht unterdrückt werden. Für die Lunge ist grundlegende Traurigkeit schädlich, weil Trauer dieses Organ direkt beeinflusst. Sie führt einerseits zu einer Stagnation des Lungen-Qi, andererseits nutzt sich das Lungen-Qi durch sie ab. Andauernde Trauer bringt eine Vielzahl von Beschwerden. Bei manchen kommt es zu Hautproblemen, weil die Lunge Haut und Haar stark beeinflusst. Bei anderen treten allgemeine Beeinträchtigungen auf, die dann zu Beschwerden wie Schwäche, häufiger Erkältung und Husten führen.

Emotional hoch sensible Menschen leiden tendenziell öfter unter einer Störung des Lungen-Qi.

Die gegenteilige Störung: Das Lungen-Qi übertreibt

Qi-Mangel und Trockenheit sind die häufigsten Beschwerden in der Lunge. Deswegen sind in diesem Kapitel diese zwei Lungenbeschwerden die Schwerpunkte. Es gibt natürlich auch Mangel an Yang-Qi oder Yin-Qi, genau wie in anderen Jahreszeiten, aber wegen der speziellen Aufgaben und Eigenschaft der Lunge stehen ein allgemeiner Qi-Mangel und Trockenheit im Vordergrund.

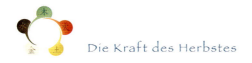
Die Kraft des Herbstes

Anders als bei Hermine kann das Lungen-Qi auch zu stark wachsen, bis es im Übermaß vorhanden ist und dann durch Rückstau ebenfalls zu Problemen im Fluss des Qi führt. Im Alltag kommt der im Kasten unten an einem Beispiel beschriebene Überfluss an Lungen-Qi aber nur sehr selten vor. Wenn Sie jedoch unter ähnlichen Problemen wie der Sohn meiner Kusine leiden, probieren Sie einfach einmal aus, ob sich die Beschwerden bessern, wenn Sie mehr sauer schmeckende Lebensmittel zu sich nehmen. Das allein kann nämlich die Symptome schon spürbar lindern.

> Eine einfache Ernährungsumstellung kann Beschwerden lindern, die damit scheinbar nichts zu tun haben.

Der Sohn meiner Kusine

Im Oktober besuchte meine Kusine gemeinsam mit ihrem siebenjährigen Sohn meinen Onkel in Beijing. Der Junge ging mit anderen Kindern auf den Spielplatz. Als er zum Mittagessen zurückkam, sah das Kind sehr rot aus. Vor allem seine Ohren leuchteten regelrecht.

Meine Kusine berichtete, dass ihr Sohn oft allergische Hautreizungen hatte. Der Junge aß nicht viel. Er konnte nicht stillsitzen, und in der Nacht wachte er oft auf, manchmal redete er im Traum. Mein Onkel untersuchte seinen Puls und seine Zunge und diagnostizierte einen Überschuss an Lungen-Qi. Also schlug er vor, dass der Junge häufiger saures Obst essen sollte. Überflüssiges Lungen-Qi unterdrückt nämlich das Leber-Qi und verursacht zunächst Störungen in der Leber und schließlich eine generelle Disharmonie. Der Geschmack sauer verstärkt das Leber-Qi und gleicht die Disharmonie aus.

Tatsächlich führte diese einfache Maßnahme bereits dazu, dass der Sohn meiner Kusine schon nach kurzer Zeit kaum noch unter seinen Hautproblemen litt, besser schlief und außerdem nicht mehr so zappelig war.

Überprüfen Sie sich selbst!

Überprüfen Sie sich selbst!

Wenn Sie bereits fortgeschrittene Symptome nach Art von Hermine haben, sollten Sie natürlich unbedingt zum Arzt gehen. Viel besser ist es jedoch, wenn Sie die Frühwarnzeichen erkennen und Ihren Lebensstil entsprechend umstellen, um Krankheiten vorzubeugen.

Haut und Haar beobachten

Die Lunge beeinflusst Haut und Haare, da koordinierte Lungen-Qi-Bewegungen die Körpersäfte und das Qi zu den äußeren Teilen des Körpers transportieren. Wenn die Lunge angegriffen ist, verursacht dies trockene Haut und Haare, es kann auch zu Ekzemen führen.

Je früher die Symptome für eine Qi-Störung erkannt werden, umso leichter kann man sie korrigieren.

Geruchssinn beurteilen

Die Nase verbindet sich direkt mit der Lunge, und dadurch öffnet sich die Lunge in die Nase. Ausreichend Qi und reibungsloser Qi-Fluss in

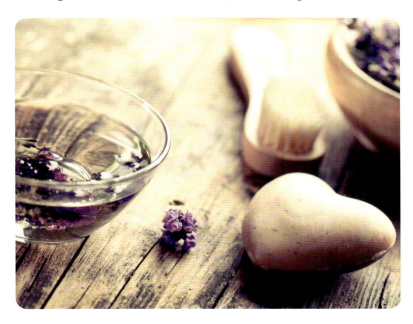

Gerüche verwöhnen unsere Sinne.

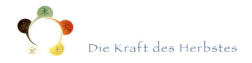

der Lunge sorgen für eine freie Nase und einen guten Geruchssinn. Blockiertes Lungen-Qi hingegen führt zu verstopfter Nase und beeinträchtigt überdies den Geruchssinn.

Das Nasensekret zeigt viel

Laut Schulmedizin wird das Nasensekret von der Nasenschleimhaut produziert. In der TCM wird es anders interpretiert: Das Nasensekret wird aus Lungensäften gebildet, die mithilfe des Lungen-Qi umgewandelt werden. Wenn es reichlich Lungensäfte und Qi in der Lunge gibt, ist die Nase frei und gut befeuchtet. Wenn die Lunge von Kälte angegriffen ist, hat man eine laufende Nase mit dünnem Sekret. Wenn die Lunge von Hitze geschädigt ist, dann hustet man, und das Sekret ist dick und gelb. Wenn Trockenheit in die Lunge eindringt, wird die Nasenschleimhaut trocken und schmerzhaft.

Wieder ist es wichtig, die Symptome genau zu untersuchen und zuzuordnen.

Überblick über die typischen Lungen-Qi-Störungen im Herbst

Erste Anzeichen einer Störung des Lungen-Qi	Mangel an Lungen-Qi	Überschuss an Lungen-Qi
• matte, trockene Haut, trockene Haare • Neigung zu Ekzemen • verstopfte Nase, wenig Geruchssinn	• häufige Erkältungen, verstopfte Nase • Enge im Brustraum, Husten, teilweise mit Auswurf, Kurzatmigkeit • trockener Hals • Durstgefühl • trockene, oftmals juckende Haut • Grundgefühl der Traurigkeit	• Unruhe, Durchschlafstörungen • wirre Träume • rotes Gesicht, rote Ohren • allergische Hautreizungen • Appetitmangel

So bleiben Sie gesund!

Manchmal bringen kleine Taten große Veränderungen. Wenn Sie sich im Alltag vernünftig ernähren, regelmäßig bewegen und sich ab und zu verwöhnen, werden Sie bemerken, wie sehr sich solche vermeintlichen Kleinigkeiten lohnen.

Ernährung

Auch die Lunge spricht sehr gut auf Veränderungen in der Ernährung an. Hier können Sie ganz leicht ansetzen, wenn Sie bei sich erste Beschwerden oder Anzeichen einer Störung bemerkt haben. Und wie immer lohnt es auch im Herbst, die Ernährung der Jahreszeit anzupassen. Der Körper, insbesondere die Lunge, muss ausreichend Yin-Qi erhalten, sodass das Gleichgewicht zwischen Natur und Mensch gewahrt bleibt. Das Yin-Qi befeuchtet die Lunge und wirkt gegen Trockenheit. Deswegen müssen wir nicht nur das allgemeine Qi unterstützen, sondern vor allem das Yin-Qi kräftigen.

Im Alltag: weiß und scharf

Im Herbst sollten Sie ein bisschen mehr weiße Lebensmittel zu sich nehmen. Die Farbe Weiß teilt mit der Lunge nämlich die Eigenschaft Metall und hat daher eine sehr günstige Wirkung auf unser Atmungsorgan. Sie reinigt und pflegt die Lunge.

Auch der Geschmack scharf geht in die Lunge und fördert die Auswärtsbewegung des Lungen-Qi. Über diese Bewegung werden manche Pathogene wie Kälte und Wind vertrieben. Wenn Sie erkältet sind, sollten Sie diesen Geschmack öfter auf dem Speiseplan haben. Die Geschmacksrichtung scharf hat jedoch auch die Wirkung, das Qi aus dem Körper zu treiben. Bei diesem Vorgang geht natürlich Qi verloren. Wenn zu viel Lungen-Qi und damit auch Lungensäfte verloren gehen, entsteht eine Disharmonie in der Lunge, und wiederum folgen Beschwerden. Wenn Sie gerade einen Mangel an Qi haben, sollen Sie nur wenig scharfes Essen zu sich nehmen.

Der Geschmack der Wahl für den Herbst: scharf.

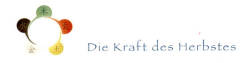

Die Kraft des Herbstes

Gegen Trockenheit und für das Yin-Qi

Im Herbst ist es kälter und die Sonne scheint nicht mehr so lange. Die Natur zieht die Energie nach innen und bereitet sich auf den Winter vor. Als Teil der Natur müssen auch wir die Energie nach innen ziehen und das schonende und beruhigende Yin-Qi fördern. Unsere Körpersäfte enthalten viel Yin-Qi. Diese Säfte zu bewahren schützt daher automatisch das Yin-Qi. Es gibt zahlreiche Lebensmittel, die das Yin-Qi in der Lunge verstärken: Birne, Baihe, Honig, Rettich, Apfel, Trauben, Spinat. Die folgenden beiden Zubereitungen geben dafür konkrete Anregungen.

Wenn Sie schon trockene Haut, Mund, Nase und Hals haben und sich Ihre Hand- und Fußinnenflächen heiß anfühlen oder wenn Sie unter trockenem Husten und Verstopfung leiden, haben Sie vielleicht schon eine Trockenheit in der Lunge entwickelt. In diesem Fall können Sie öfter sauer schmeckendes Obst essen. Der Geschmack sauer fördert das Yin-Qi und die Körpersäfte.

> Wie immer macht das rechte Maß die Wirkung aus. Das gilt auch bei der Empfehlung, scharfe Zutaten zum Kochen zu verwenden.

Weiße und scharfe Speisen

Weiße Zutaten, die der Lunge guttun, sind beispielsweise: Yambohnen, weiße Pilze, Zwiebeln, Pastinaken, Blumenkohl, Rettich, weißer Sesam, Tofu, Fenchel, Birnen und Milch.

In jedem Supermarkt oder Gemüseladen können Sie auch Lebensmittel bekommen, die einen scharfen Geschmack haben: Ingwer, Knoblauch, Schnittlauch, Frühlingszwiebeln, Pfeffer, Chili, Pfefferminz und Ähnliches.

Sie sollten aber darauf achten, dass Sie sie immer nur in kleinen Mengen im Alltag verwenden. Das Essen mit ein bisschen Ingwer oder Schnittlauch zu würzen, das tut dem Körper bereits gut. Zu viel scharfe Lebensmittel zu essen, das führt zu einem Überfluss des Lungen-Qi.

Xue-Li-Tee

Wirkung: gegen Trockenheit, fördert Körpersäfte, stärkt das Yin-Qi, lindert den Husten und beruhigt den Hals.

Hauptzutaten und deren Wirkung

Xue-Li: Dies ist die Nashi-Birne. Rohe Nashi-Birnen fördern die Körpersäfte, stillen den Durst und befeuchten Lunge und Darm. Gekochte Nashi-Birnen verstärken das Yin-Qi in den Zang-Organen.
Grüner Tee: fördert die Körpersäfte und stillt Durst.
Kristallzucker: befeuchtet die Lunge, verstärkt das Yin-Qi, beruhigt trockenen Husten.
Honig: befeuchtet die Lunge und den Darm, entgiftend.

Zutaten (für 1 Person)

1 Nashi-Birne (bitte keine andere Birne verwenden)
5 g Grünteeblätter
10 g Kristallzucker
150 ml Wasser
1 TL Honig

Zubereitung

- Die Nashi-Birne schälen, den Kern entfernen, Fruchtfleisch in dünne Scheiben schneiden und in einen kleinen Topf geben.
- Die Teeblätter und den Kristallzucker hinzugeben, durchmischen und Wasser dazugießen. Aufkochen lassen und bei reduzierter Hitze 10 Minuten kochen lassen.
- Den Tee ein bisschen abkühlen lassen, Honig dazugeben.

Wenn Sie unter Trockenheit in Hals und Nase leiden, sollten Sie den Tee im Kühlschrank abkühlen lassen und kalt trinken. Wenn Sie erkältet sind und husten, trinken Sie den Tee warm. Die gekochte Birne sollten Sie ebenfalls essen. Wenn Sie unter Bauchschmerzen oder Durchfall leiden und sich, insbesondere im Bauch, kalt fühlen, dürfen Sie nur kleine Mengen von diesem Tee zu sich nehmen.

Wenn Sie keinen so kleinen Topf haben, können Sie die Zutaten in eine Schüssel geben, diese in ein Wasserbad stellen, aufkochen lassen und den Tee bei reduzierter Hitze 15 Minuten ziehen lassen. Das Heilmittel, das Sie auf diese Weise erhalten, ist stärker als bei der Methode des direkten Kochens.

Die Kraft des Herbstes

Baihe-Fleischsuppe

Wirkung: nährt das Yin-Qi, beruhigt das Shen, befeuchtet die Lunge.

Hauptzutaten und deren Wirkung

Baihe: die Lilienzwiebel von Lilium brownii. Sie nährt die Lunge und das Yin-Qi, stillt Husten, beruhigt das Shen.

Lotussamen: beruhigen das Shen.

Schweinefleisch: nährt das Yin-Qi, befeuchtet.

Zutaten (für 2 Personen)

50 g Lotussamen (aus dem Asia-Laden)
20 g Baihe (aus dem Asia-Laden)
150 g Schweinefleisch
5 g Ingwer
5 g Chinesische Wolfsbeeren
Öl und Salz nach Wunsch

Diese Suppe wird in China im Herbst besonders gern gegessen.

Zubereitung

- Lotussamen und Baihe getrennt im warmen Wasser für mindestens 2 Stunden einweichen.
- Fleisch waschen und in kleine Würfel schneiden.
- Das schwarze Herz der Lotussamen entfernen. Zusammen mit Baihe, Ingwer und Fleisch in einen Topf geben.
- Nun kaltes Wasser hinzugeben. Je mehr Wasser Sie nehmen, desto dünner wird die Suppe natürlich. Die Zutaten sollten auf jeden Fall komplett von Wasser bedeckt sein.
- Lassen Sie das Ganze aufkochen und dann bei reduzierter Hitze ungefähr 30 Minuten ruhig weiterkochen.
- Chinesische Wolfsbeeren hinzugeben und 10 Minuten mitkochen. Zum Schluss mit Salz und ein bisschen Öl würzen.
- Wenn Sie das Fleisch besonders zart mögen, lassen Sie die Suppe noch 20 Minuten weiterkochen.
- Wenn Sie keine dünne Suppe mögen, können Sie sie mit Sahne oder Crème fraîche eindicken.

So bleiben Sie gesund!

Bei Symptomen aufgrund von Qi-Störungen

Die harmonische Bewegung des Lungen-Qi ist die Voraussetzung für Ihr Wohlbefinden. Im Herbst wird die Lunge oft von Trockenheit und Yin-Mangel beeinträchtigt. Um in Einklang mit der Natur zu sein, muss man im Herbst deswegen das Yin-Qi verstärken. Ein Yang-Mangel ist dann meist nicht das Thema.

Wenn Sie unter den oben beschriebenen Symptomen wie Husten, Ödemen oder Harnverhaltung leiden, hilft insbesondere ein weitverbreitetes Gemüse: der Rettich. Roher und gekochter Rettich haben etwas unterschiedliche Wirkungen. Roher Rettich ist scharf und abkühlend. Er beruhigt Hals und Lunge, stillt Husten, löst überflüssigen Schleim und kühlt übermäßige Hitze, die durch Trockenheit entsteht. Gekochter Rettich zählt zu den süßen Lebensmitteln und ist leicht erwärmend. Er fördert das Yin-Qi und den Qi-Fluss.

Ein Gemüse, viele Wirkungen: Der weiße Rettich ist ein wahres Wundermittel in der Erkältungszeit.

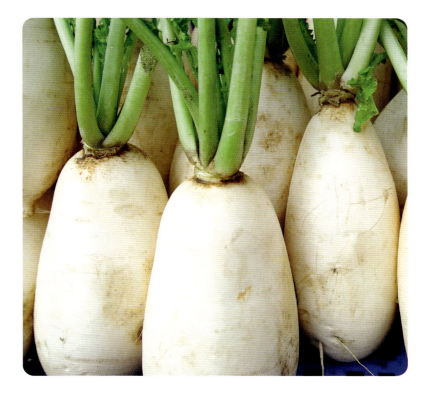

Weißer Rettich: bestens bei Erkältungen.

Die Kraft des Herbstes

Rettich mit Honig

Wirkung: beruhigt den Hals, lindert Halsschmerzen und fördert den Fluss der Körpersäfte.

Hauptzutaten und deren Wirkung

Rettich (roh): scharf und abkühlend, beruhigt Hals und Lunge, stillt Husten, löst überflüssigen Schleim und kühlt übermäßige Hitze, die durch Trockenheit entsteht.
Honig: befeuchtet und wirkt gegen übermäßige Hitze.

Zutaten (für 1 Person)

1 kleiner Rettich
Honig nach Wunsch

Zubereitung

- Rettich waschen und schälen, in dünne Streifen schneiden und in eine Schüssel geben.
- Honig dazugeben und alles gut durchmischen. Mindestens 3 Stunden ziehen lassen.

Anders als beim folgenden Rezept wird der Rettich hier roh gegessen.

Dieses Rezept ist besonders gut bei Halsschmerzen, Husten und Beschwerden in der Luftröhre. Da roher Rettich kalt ist, ist er nur bei Erkältungen oder Symptomen, die von Wind und Hitze kommen, sinnvoll (siehe Kasten). Wenn Sie sich oft kalt fühlen und unter Durchfall leiden, kann dieses Heilmittel die Beschwerden sogar verstärken. Roher Rettich ist scharf und fördert die Auswärtsbewegung des Qi, und dadurch kann Qi verloren gehen. Deswegen sollten Sie, wenn Sie an Qi-Mangel leiden, lieber gekochten Rettich essen. Die Symptome für einen Mangel an Qi wurden bereits im Sommerkapitel beschrieben (Seite 89). Da Qi-Mangel in einem Organ einen generellen Mangel an Körper-Qi verursacht, sehen die Symptome, die von Qi-Mangel in unterschiedlichen Organen herrühren, ähnlich aus.
Die im folgenden Rezept beschriebene Brühe ist besonders geeignet für Menschen, die dauernd erkältet sind und lange husten. Sie wirkt

So bleiben Sie gesund!

erwärmend und ist daher für den Erkältungstyp, der durch Wind und Kälte hervorgerufen wird. Wenn Sie bereits unter übermäßiger Körperhitze leiden, sollen Sie das Rezept von der gegenüberliegenden Seite, mit rohem Rettich, verwenden.

Zwei Typen von Erkältung

Qi-Störungen in der Lunge begünstigen Erkältungen. Die Beschwerden sehen zwar immer ähnlich aus, aber je nach den auslösenden Pathogenen sprechen wir von zwei unterschiedlichen Erkältungstypen. Die häufigsten Pathogene, die im Herbst auftauchen, sind Kälte und Wind, aber auch Hitze kann die Ursache sein. Wind verbindet sich entweder mit Kälte oder mit Hitze. Eine von Wind und Hitze kommende Erkältung führt zu dickem und gelbem Sekret. Der Körper fühlt sich eher warm an, der Urin ist stark gelb. Oft treten Halsschmerzen auf. Dieser Typ kommt vor allem häufig im Frühling und Sommer vor. Aber auch im Herbst kann man davon betroffen sein.

Wenn Wind und Kälte in den Körper eindringen, hat man etwas andere Erscheinungen. Nasensekret und Auswurf sind dünn und durchsichtig. In seltenen Fällen können sie auch weiß bis leicht gelb sein. Man fühlt sich kalt und hat eine verstopfte Nase. Dieser Typ kommt häufig in Herbst und Winter vor.

In der Realität sind die Symptome leider nicht so klar sortiert. Man hat nicht immer alle Erscheinungen, manchmal gibt es auch zusätzliche Symptome, die von anderen Störungen herrühren. Wenn Sie schon sehr krank sind, sollten Sie natürlich zum Arzt gehen. Gegen eine einfache Erkältung können Sie zu Hause aber viel machen. Schon mit Rettich können Sie Ihre Beschwerden deutlich lindern – er hilft bei beiden Typen von Erkältung, einmal roh, einmal gekocht, wie die Rezepte zeigen.

Erkältung ist nicht gleich Erkältung. Feine Unterschiede in Ursache und Symptomen haben Auswirkungen auf die Behandlung.

Die Kraft des Herbstes

Rettich-Honig-Suppe (gekocht)

Wirkung: treibt die Pathogene Wind und Kälte aus dem Körper, stillt Husten, lindert die Erkältung.

Hauptzutaten und deren Wirkung
Rettich (gekocht): fördert das Yin-Qi, stillt Husten, beruhigt Magen und Darm.
Honig: stillt Husten, befeuchtet.
Ingwer: leitet Kälte aus, fördert den Qi-Fluss.

Zutaten (für 1 Person)
5 Rettichscheiben
2 Ingwerscheiben
3 Datteln
2 EL Honig

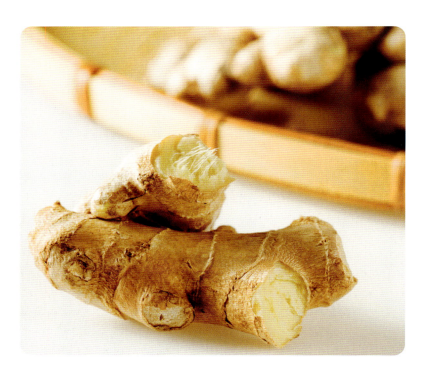

Auch Ingwer ist sehr hilfreich gegen Erkältungen.

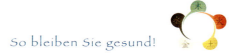

So bleiben Sie gesund!

Zubereitung

- Rettich, Ingwer und Datteln in einen Topf geben, aufkochen lassen und bei reduzierter Hitze 30 Minuten kochen lassen.
- Die festen Bestandteile heraussieben. Honig in die Brühe geben, kurz aufkochen lassen.

Rettich, Ingwer, Chili – im Herbst stehen oftmals wärmende Lebensmittel auf dem Speiseplan. Außer bei Qi-Mangel in der Lunge, da sollte das Essen milder sein.

Überblick über die im Herbst und für die Lunge gut geeigneten Lebensmittel

Gut für die Lunge: weiße Lebensmittel wie weiße Pilze, Zwiebeln, Pastinaken, Blumenkohl, Rettich, weißer Sesam, Tofu, Fenchel, Birnen und Milch. Außerdem scharfe Lebensmittel wie Ingwer, Knoblauch, Schnittlauch, Pfeffer, Chili, Pfefferminze.

Gegen Trockenheit: Birne, Baihe, Honig, Rettich, Apfel, Trauben, Spinat, allgemein sauer schmeckendes Obst.

Gegen Qi-Mangel der Lunge: Hirse, Kartoffeln, Datteln, Shiitakepilze, Kirschen, Hähnchen. Radieschen und rohen Rettich vermeiden!

Gegen Erkältungen: roher Rettich, wenn die Ursache Wind und Hitze ist, gekochter Rettich und Ingwer, wenn die Ursache Wind und Kälte ist.

Bewegung: aktiv und kontrolliert

Alles bereitet sich auf den Winter vor und zieht die Energien nach innen, das Yin-Qi wird bewahrt. Intensive Sportarten, bei denen man stark schwitzt, schaden jetzt. Andererseits: Wenn man gar nicht mehr schwitzt, bleiben zu viele Schadstoffe im Körper.

Wenn Sie ab und zu leicht schwitzen, wäre es optimal für Ihre Gesundheit: Die Energie wird geschont, die Schadstoffe werden mit dem Schweiß ausgeschieden. Tai Chi, Jogging und Wandern sind bestens geeignet für den Herbst. Sie sind nicht zu anstrengend, bringen aber den einen oder anderen Tropfen Schweiß auf die Haut.

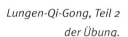

Die Kraft des Herbstes

Lungen-Qi-Gong

Eine gesunde Lunge ist eine wesentliche Voraussetzung für Ihr Wohlbefinden. Daher empfiehlt sich eine Qi-Gong-Übung, die die Lunge stärkt und den Qi-Fluss im Körper fördert. Dadurch wird Ihr Immunsystem optimal gestärkt, und Sie werden nicht mehr so leicht ein Opfer der Erkältung.

Diese Übung können Sie zweimal pro Tag praktizieren, einmal am Morgen und einmal am Abend. Wenn Sie unter Husten, chronischer Bronchitis oder Asthma leiden, ist die Übung besonders hilfreich. Üben Sie dann vorsichtig, soweit es Ihnen guttut.

Wenn das Wetter warm ist, können Sie draußen an einem ruhigen Platz üben. Aber wenn es kalt ist, üben Sie lieber drinnen, um sich nicht zu gefährden oder Ihre Lunge weiter zu belasten. Lüften Sie den Raum vorher gut durch und schließen Sie das Fenster, bevor Sie mit den Bewegungen anfangen.

1. Qi fördern

- Stellen Sie sich nach Westen gewandt hin und lassen Sie die Arme hängen. Entspannen Sie sich. Schließen Sie die Augen und bringen Sie den Atem in einen regelmäßigen und ruhigen Rhythmus.
- Atmen Sie tief in den Bauch: langsam durch die Nase ein, bis es nicht mehr geht, dann langsam durch die Nase aus. Ober- und Unterkiefer berühren einander dabei ganz leicht.
- Mit dem Ausatmen sprechen Sie laut und möglichst klar und deutlich den Vokal »e«. Üben Sie das etwa 3 Minuten lang.

2. Hals massieren

- Halten Sie den Oberkörper aufrecht. Entspannen Sie sich und atmen Sie weiter in einem gleichmäßigen Rhythmus.
- Heben Sie das Kinn und beugen Sie den Kopf nach hinten. Massieren Sie nun den Hals

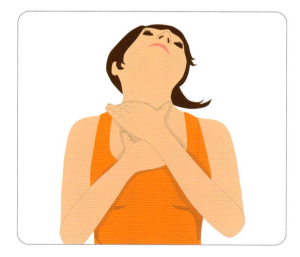

Lungen-Qi-Gong, Teil 2 der Übung.

So bleiben Sie gesund!

mit Daumen und Zeigfinger, von oben nach unten bis zum Schlüsselbein. Massieren Sie mit wechselnden Händen. Nach 20 Streichbewegungen nach unten machen Sie eine Pause.
- Wiederholen Sie das Ganze noch 2-mal.

3. Körper anheben
- Setzen Sie sich auf einen Stuhl. Der Atem geht weiter entspannt und gleichmäßig. Die Hände liegen ganz locker neben Ihnen weit vorn auf der Sitzfläche.
- Kreuzen Sie die Beine und beugen Sie sich nach vorn unten. Die Hände drücken gegen den Stuhl, um den Körper hochzuheben. Während Sie Kraft ausüben, halten Sie kurz den Atem an. Der Oberkörper bleibt gebeugt. Wenn diese Übung zu anstrengend für Sie ist, können Sie die Füße oder Fußspitzen auf den Boden bringen.
- Stützen Sie den Oberkörper 3-mal hoch. Nach einer kurzen Pause wiederholen Sie das Ganze 5-mal.

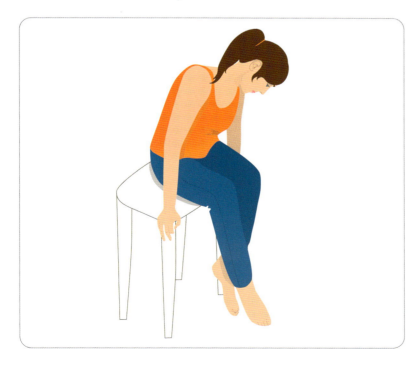

Lungen-Qi-Gong, Teil 3 der Übung.

Die Kraft des Herbstes

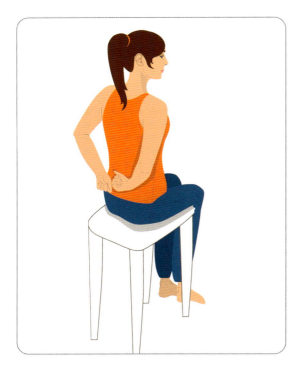

Lungen-Qi-Gong, Teil 4 der Übung.

4. Rücken beklopfen
- Bleiben Sie sitzen und erholen Sie sich, bis sich der Atem beruhigt hat. Schließen Sie die Augen und halten Sie den Oberkörper aufrecht. Ballen Sie die Hände zu »leeren Fäusten«. Das heißt, die Hände bleiben locker, in der Mitte der Fäuste lassen Sie etwas Raum.
- Jetzt klopfen Sie Ihren unteren Rücken mit den Fäusten ab. Erst vorsichtig auf der Wirbelsäule. Dann machen Sie auf beiden Seiten der Wirbelsäule weiter, dort können Sie kräftiger klopfen. Von oben nach unten und genau so wieder hinauf.
- Danach schlagen Sie Ober- und Unterkiefer leicht gegeneinander – das »Zähneklappern«. Machen Sie das 10- bis 15-mal. Wenn Sie Säfte im Mund spüren, schlucken Sie kräftig. Wiederholen Sie das 3- bis 5-mal.

Fußbad und Meridianmassage

Auch für den Herbst, die Lunge und die lästigen Erkältungen gibt es bestimmte Meridianpunkte, die sich massieren lassen. Unterstützt von Fußbädern wirkt das sehr wohltuend.

Gegen Erkältung

Wenn man Grippepillen schluckt, um die Symptome wegzubekommen, kann man sich danach für eine Zeit lang vielleicht wieder besser auf die Arbeit konzentrieren. Aber was der Körper wirklich braucht, ist eine umfassende Unterstützung bei der Heilung statt einer Unterdrückung der Symptome.

Ein ganz einfaches Fußbadrezept und die Massage von ein paar Meridianpunkten wirken bei Erkältungen generell sehr gut. Das Fußbad ist nur für die Erkältung aufgrund Wind und Kälte, die uns

So bleiben Sie gesund!

besonders im Herbst angreifen (siehe Kasten Seite 159). Die Meridianpunkt-Massage ist hingegen für alle Erkältungstypen wirksam, weil die Punkte jede Disharmonie ausgleichen.

Fußbad

- Badezusatz: Lauch, und zwar nur der weiße Teil, zwei Stücke, je etwa 5 Zentimeter lang. Dazu 5 Ingwerscheiben.
- Das Wasser im Holzeimer ist wieder etwa 20 Zentimeter tief, die Wassertemperatur beträgt ungefähr 48 Grad. Geben Sie die Lauch- und Ingwerstücke einfach ins Wasser.
- Setzen Sie sich bequem hin und entspannen Sie sich. Sie können das Bad einfach genießen – und wenn Sie möchten, bereits die unten stehenden Meridianpunkte massieren.
- Baden Sie die Füße zwischen 20 und 30 Minuten, bis Sie ein Schwitzen auf dem Rücken und der Stirn spüren. Ziehen Sie dann sofort Socken oder Hausschuhe an und halten Sie Ihre Füße warm. Trinken Sie außerdem ein großes Glas warmes Wasser.

Fußbäder wärmen den gesamten Körper angenehm auf.

Massage

Diese Massage können Sie sogar gleich während des Fußbads durchführen. Zuvor erwärmen Sie Ihre Hände: Reiben Sie sie aneinander.

Yin Tang, Di Cang, Ying Xiang: Machen Sie mit beiden Händen eine Faust. Massieren Sie nun beide Seiten der Nase mit den Seiten der Daumenballen, von der Mitte der Augenbrauen bis hinunter zu den Mundwinkeln. Dies stimuliert diese drei wichtigen Meridianpunkte. Wiederholen Sie die Bewegung 15- bis 20-mal.

He Gu: Als Nächstes massieren Sie diesen Punkt in der Hand. Pressen Sie Daumen und Zeigefinger zusammen. He Gu finden Sie nun an der höchsten Stelle des Muskels auf dem Handrücken zwischen den zwei Fingern. Las-

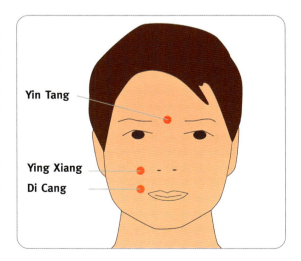

sen Sie die Finger wieder locker, drücken Sie mit dem Daumen der anderen Hand auf diesen Punkt, bis Sie eine Dehnung und Schmerzen spüren. Das heißt, dass Sie den Punkt gefunden haben und die Kraft ausreicht. Wiederholen Sie den Druck 15-mal auf jeder Hand.

Fußsohle: Schließlich massieren Sie die Fußsohle. Dies können Sie natürlich erst nach dem Fußbad machen.

Yong Quan: Diesen Punkt kennen Sie bereits, massieren Sie ihn, wie auf Seite 104 beschrieben. Die Massage all dieser Punkte können Sie 3- bis 5-mal hintereinander wiederholen, wenn Sie erkältet sind. Zur Vorbeugung können Sie sie 1- bis 2-mal pro Woche praktizieren. Wenn Sie nicht so viel Zeit haben, können Sie zur Vorbeugung auch nur die Gesichts- und Handmassage durchführen. Öfter ist natürlich immer möglich.

Gegen Trockenheit und allgemeine Pathogene

Es gibt drei weitere Meridianpunkte, deren Massage für einen optimalen Zustand Ihrer Lunge sorgen kann. Sie können diese drei Punkte gern im Alltag ab und zu massieren.

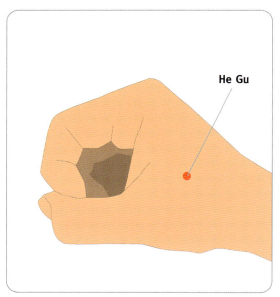

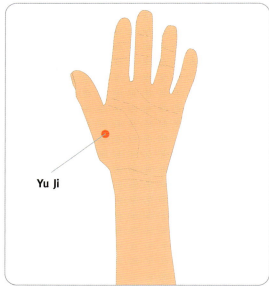

So bleiben Sie gesund!

Yu Ji: Er befindet sich auf dem Lungen-Meridian. Wenn Sie den Daumen abspreizen, bildet sich an der Handgelenkinnenseite ein Grübchen. Gehen Sie von dort etwa drei Fingerbreit am Daumen entlang nach oben. In der Mitte des Knochens gehen Sie nun einen Fingerbreit in Richtung Daumenballenmitte. Dort liegt der Punkt Yu Ji. Wenn Sie nicht sicher sind, ob Sie den richtigen Punkt gefunden haben, drücken Sie in der Umgebung ein wenig herum, bis Sie einen leichten Schmerz spüren – das ist dann Yu Ji. Massieren Sie diesen Punkt für 1 oder 2 Minuten.

Lie Que: Dieser Punkt liegt auch auf dem Lungen-Meridian, nicht weit vom Handgelenk, auf dem Arm. Gehen Sie von dem Grübchen, das Sie beim Auffinden von Yu Ji entdeckt hatten, etwa einen Fingerbreit nach oben: Dort finden Sie den Punkt Lie Que auf einem herausstehenden Knochen. Drücken Sie auch diesen Punkt 30-mal oder massieren Sie ihn 1 oder 2 Minuten lang.

Tai Xi: Ihn finden Sie in der Nähe des Fußgelenks, auf der inneren Seite: Setzen Sie sich auf das Bett oder Sofa. Beugen Sie das Knie und stellen Sie die Fußsohle vollständig auf die Sitzfläche. Finden

> Massagen der Meridianpunkte sind sehr gut auch im Alltag zwischendurch möglich.

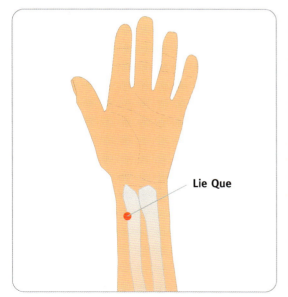
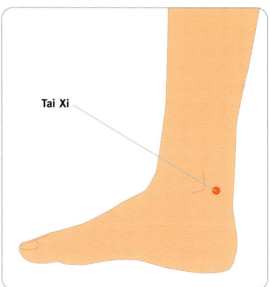

Sie die Spitze des inneren Knöchels und gehen Sie von dort mit dem Daumen waagerecht zur Achillessehne, bis Sie eine Delle in der Mitte spüren. Da liegt Tai Xi. Drücken Sie mit dem Daumen 30-mal auf den Punkt, nicht zu stark, aber spürbar.

Im Alltag: Wenn Sie lachen, lacht die Welt mit

Im Herbst ist das Qi der Natur nach innen gewandert. Die Sonne scheint kürzer, es ist viel ruhiger als im Sommer. Das Yin-Qi dominiert. Daher müssen wir es auch in unserem Körper fördern und pflegen und die Lunge von ausreichend Yin-Qi befeuchten lassen.

Sie sollten früher als im Sommer ins Bett gehen, sodass der Körper sich schonen kann. Am Morgen stehen Sie früh auf, damit das Lungen-Qi in Gang kommt.

Am Anfang des Herbstes geht die Temperatur langsam nach unten. Solange Sie gesund sind, ziehen Sie nicht sofort dicke Pullover an. Lassen Sie Ihren Körper sich an die niedrigere Temperatur anpassen. Leichte Kühlung stimuliert und stärkt das Immunsystem, damit Ihr Körper später gegen unterschiedliche Erreger wirkungsvoll ankämpfen kann. Aber wenn Sie frieren, sollten Sie natürlich nicht bloß in einem Hemd herumlaufen. Alles hat seine Grenzen, und Sie müssen Ihre Grenze feststellen.

> Der Herbst ist eine teilweise sehr farbenfrohe Jahreszeit. Lassen Sie sich auf seine Besonderheiten ein, und Sie können ihn genießen.

Der Herbst ist eine regelrecht dramatische Jahreszeit. Die Vitalität und Fröhlichkeit des Sommers sind vorbei, die Natur zeigt ein hartes Gesicht. Viele Menschen neigen dazu, im Herbst traurig oder depressiv zu werden. Wenn die Lunge angegriffen ist, wird man ohnehin leichter traurig sein, und dies schädigt die Lunge dann weiter. Doch obwohl die Natur großen Einfluss auf uns hat, sind wir glücklicherweise auch nicht völlig machtlos. Bemühen Sie sich um Freude in Ihrem Alltag!

Sport macht Spaß. Auch wenn es dunkel und kalt draußen ist, sollten Sie nicht die ganze Zeit zu Hause bleiben. Ziehen Sie sich warm an und machen Sie einen langen Spaziergang. Oder gehen Sie jog-

So bleiben Sie gesund!

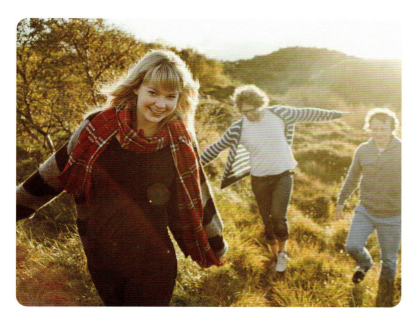

Vor dem langen Winter noch mal so richtig draußen herumtoben, mit Freunden oder der Familie.

gen. Inaktivität brütet nur negative Emotionen aus. Essen Sie ein paar Bonbons oder ein Stück Schokolade. Süßigkeiten helfen nämlich auch, wenn man an einem Tiefpunkt ist. Doch natürlich sollten Sie damit nicht übertreiben.

Tun Sie alles, was Sie zum Lachen bringen kann. Lachen hat eine zweifache Wirkung: Erstens macht Lachen gute Laune. Wenn Sie lachen, vergessen Sie Ihre Sorgen. Das allein ist schon sehr gut für die Lunge. Zweitens bringt Lachen das Lungen-Qi in Bewegung und fördert einen reibungslosen Qi-Fluss. Außerdem verändert es tatsächlich das Umfeld: Lachen Sie, und die Welt lacht mit.

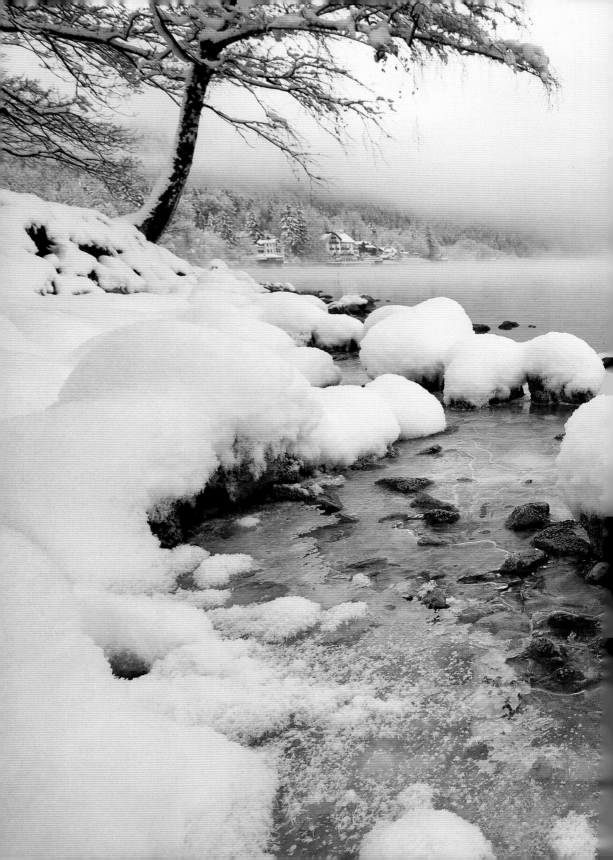

Die Kraft des Winters

*Die drei Monde des Winters sind die Zeit
der Sammlung und Bewahrung.
Über Wasser und Land liegt der Frost.
Es ist nicht weise, das männliche Qi in dieser Zeit zu stören.
Nun ist von Nutzen:
früh zu Bett und spät sich zu erheben,
mit der Sonne aufzustehen,
die Gefühle innen zu hüten
und Ruhe zu bewahren.
Nun ist von Nutzen:
Nicht jedermann Einblick in die Seele zu gewähren,
zufrieden sein mit dem, was man besitzt,
und nicht den Blick nach außen zu wenden.
Die Kälte muss vermieden
und der Leib warm gehalten werden,
damit das Yang-Qi nicht durch die Haut entflieht.
So handle man im Winter.
Verwirft man diese Prinzipien,
wird die Niere leiden,
im Frühling wird sich Schwäche zeigen
und keine Kraft mehr übrig sein,
den Kreis von Neuem zu beginnen.*

Aus »Die Medizin des Gelben Kaisers« von Huang Di

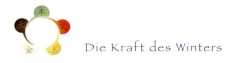

Die Kraft des Winters

Roberts Winter

Es ist kurz nach 6 Uhr am Morgen. Die Stadt schläft noch und Robert joggt schon durch den Park. Am Boden liegt Schnee von der letzten Nacht, aber Robert schwitzt unter dem Sportanzug. Er läuft schnell. Der harte Boden quietscht unter seinen Füßen. Der Park ist fast leer, und es ist noch ziemlich dunkel. Plötzlich klopft sein Herz, und er blickt um sich. Hat er nicht in der Zeitung gelesen, dass jemand im Park überfallen wurde? Seine Knie fühlen sich weich an, wenn er daran denkt. Aber dann kommt er schon wieder aus seiner Angst heraus. »Blödsinn. Es ist doch sehr sicher in der Stadt!«

Er schämt sich, dass er so leicht in Panik geraten ist. In letzter Zeit ist er ein bisschen neurotisch geworden. Eigentlich sind seine Ängste nicht begründet. Außer einer, denkt er, und sein Mut sinkt.

Er läuft in Richtung Zuhause. Kurz steht er vor der Tür seiner Wohnung. Er macht leise auf und geht vorsichtig hinein. Annette schläft noch. Er weiß, dass sie in der Nacht nicht gut geschlafen hat. Er ist dreimal auf die Toilette gegangen und hat gespürt, dass sie noch wach war. Das kann er gut verstehen. Sie hatten eine romantische Nacht geplant. Annette hatte alles schön vorbereitet, und die Stimmung war perfekt – bis sie im Bett gelandet sind. Es hat nur ein paar Minuten gedauert, dann war die Stimmung dahin. Er konnte nicht. Annette hat versucht, ihn zu trösten, aber er hat die Enttäuschung in ihren Augen gesehen. Klar, sie versuchen seit Monaten, ein Baby zu bekommen.

»Bin ich krank?«, fragt sich Robert. Er hat wirklich Angst, dass er kein Kind zeugen kann. Und er fürchtet sich noch mehr davor, dass Annette ihn verlässt. Er versteht es einfach nicht. Sie haben im August einen perfekten Urlaub gemacht, sie haben so viel Spaß zusammen gehabt, auch im Schlafzimmer. Er hat gezeigt, dass er noch immer ein »echter Mann« ist. Sie haben fast jeden Tag Sex gehabt. Manchmal sogar zweimal. Warum geht es nicht mehr bei ihm?

Diese Gedanken begleiten ihn unter der Dusche. Er trocknet sich ab und zieht frische Kleidung an, setzt sich an den Tisch. Aber er holt

Der Winter, die kalte, dunkle Jahreszeit, schreibt wieder andere Gesetze.

Roberts Winter

dann doch noch ein Paar Socken. Es ist seltsam, dass seine Füße so kalt sind. Manchmal fühlt es sich an, als ob kalte Luft in die Fußsohle hinein und nach oben bis zum Rücken fließen würde. Jedenfalls ist es angenehm, Füße und Rücken warm zu halten.

Später am Tag sitzt er allein auf dem Sofa und denkt an die letzte Nacht. Er kann nicht aufhören, sich zu fragen: »Was ist mit mir los?«

Was ist mit Robert los?

Robert ist immer noch ein relativ junger Mann. Er ist knapp 40 und war bisher eigentlich immer sehr gesund. Doch seit einiger Zeit häufen sich kleine Beschwerden, die ihn sehr belasten.

Er hat Potenzstörungen

In letzter Zeit hat er immer öfter Probleme bei sexuellen Aktivitäten. Er hat schon einige Male am Morgen feuchte Flecken in seiner Unterhose bemerkt. Der Sex mit seiner Frau läuft nicht mehr so harmonisch. Manchmal geht es zu schnell, manchmal geht gar nichts.

Wer wie Robert unter diesen typischen Beschwerden leidet, versteht oft gar nicht, warum er sich so schnell schlapp fühlt.

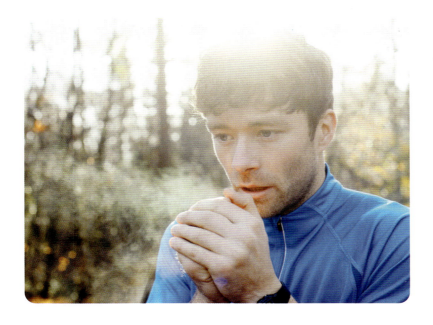

Sport ist gesund. Doch man sollte es nicht übertreiben.

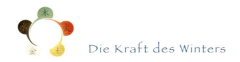

Die Kraft des Winters

Im Winter tut es gut, öfter mal gemütlich im warmen Zuhause zu bleiben.

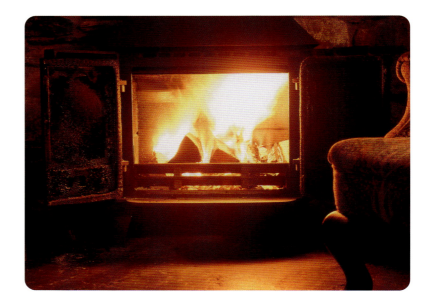

Er hat nachts mehr Harndrang

Er muss fast jede Nacht dreimal auf die Toilette. Vorher musste er auch manchmal in der Nacht Wasser lassen, aber nicht so oft.

Er hat einen kalten Rücken und kalte Knie

Robert macht sehr gern Sport. Er ist nicht empfindlich gegen Kälte. Aber in letzter Zeit spürt er immer stärker, dass ihm kalt im Rücken und in den Gelenken ist. Das ist sehr unangenehm und manchmal sogar schmerzhaft. Aber zum Glück werden die Beschwerden sofort gelindert, wenn er eine Wärmflasche auflegt.

Die Kälte des Winters kann wortwörtlich bis in die Knochen dringen.

Sport erschöpft ihn

Seit er seine Potenzstörungen bemerkt hat, versucht er, seine Leistung durch Sport zu verbessern. Am Tag muss er arbeiten, deswegen steht er früh am Morgen auf, um eine Stunde Sport machen zu können. Er war immer sehr aktiv, aber jetzt noch öfter und intensiver. Leider hat er das Gefühl, dass sich sein hartes Training überhaupt nicht lohnt. Er fühlt sich eher erschöpft als erfrischt.

Er ist ängstlich

Für seine größte Angst hat er einen konkreten Grund: Er hat Angst davor, dass seine Frau ihn verlässt. Sie möchte unbedingt Kinder, aber es hat bislang nicht geklappt. Und nun hat er auch noch diese Potenzprobleme. Aber inzwischen ist er generell ängstlich geworden. Er bekommt leicht Panikattacken.

Der Winter und die Niere

Roberts Probleme deuten insgesamt auf eine Störung in der Niere hin, genauer gesagt auf Mangel an Yang-Qi. Wenn er jetzt herausfindet, was seinen Nieren schadet und was ihnen guttut, hat er noch ausreichend Zeit, die Störung zu beheben und wieder ganz gesund und beschwerdefrei zu werden.

Im Winter sind die Nieren besonders verletzlich, weil das raue Wetter sie leicht schädigen kann. Winter und Niere teilen eine Eigenschaft: Sie sind beide mit dem Wasser-Element verbunden, wie auch der Kasten atmosphärisch deutlich werden lässt.

Die beschriebene Störung reicht bis ins Nervenkostüm und die Gemütslage. Angst herrscht vor.

Element Wasser

Sie haben sicherlich schon Wasserfälle gesehen. Ist es nicht faszinierend, wie das Wasser nach unten fließt? Es kann sanft, aber auch erstaunlich gewaltig sein! Das kühlende Gefühl, dass es auf der Haut hinterlässt, ist erfrischend und auch beruhigend. Sammelt sich das Wasser in einem See, ist es klar und durchsichtig. Unter der Oberfläche sieht man schwimmende Fische. Wie können sie dort überhaupt leben? Weil im Wasser Sauerstoff und Nährstoffe gespeichert sind. So sind seine Eigenschaften: absteigend, kühl und speichernd.

Die Kraft des Winters

Die Qualität des Winters

Im Winter ist es kalt. Wenn Sie in einem Park spazieren, sehen Sie kaum Blätter auf den Bäumen. Nur in der Nähe der Wurzeln sieht man noch Spuren des Lebens. Die Tiere haben vor dem Wintereinbruch so viel wie möglich gegessen, um Energie im Körper zu speichern. Einige haben auch genug Nahrung versteckt, und sie alle laufen nicht mehr so viel herum. Der See ist zugefroren. Die Fische tauchen in die Nähe des Seegrundes, um sich sicher von der Kälte und dem Frost zu schützen.

Alle Lebewesen, sowohl Pflanzen als auch Tiere, verhalten sich im Einklang mit der Natur. Nach der Ernte im Herbst ist jetzt die Zeit zu speichern, damit es im Frühling ausreichend Energie für die neue Entwicklung gibt. Die Natur des Winters entspricht der Natur des Wassers. Sie ist auch kalt und speichernd.

Was machen die Nieren?

Nieren, Wasser, Angst: Dies hängt in der Sichtweise der TCM eng zusammen.

Die Natur hat starken Einfluss auf die Menschen. Das Winter-Qi wirkt auf unseren Körper ganz besonders über ein Organ: die Nieren, die die Zugehörigkeit zum Wasser-Element mit dem Winter teilen. Daher ist die Natur der Niere auch absteigend und speichernd. Sie hat eine essenzielle Bedeutung für das Wasser im Körper.

Die Nieren speichern Jing, sie regieren Fortpflanzung und Entwicklung

Das vorgeburtliche Jing entsteht mit unserem Leben. Es ist der grundlegende Bestandteil des Jing und bestimmt unsere Konstitution und unser Temperament. Nach der Geburt braucht das vorgeburtliche Jing Unterstützung vom nachgeburtlichen Jing, durch das es ständig ergänzt und verstärkt wird.

Starkes Jing von den Eltern und vernünftige Ernährung zusammen sorgen für die gesunde Entwicklung eines Kindes. Ein Mangel an Nieren-Jing beziehungsweise Nieren-Qi führt zu Gedeihstörungen. Dies

Jing

Auf Deutsch heißt Jing so viel wie »Essenz«. Aber der Begriff ist umfassender. Jing ist eine feine, unsichtbare Substanz, aus der alle organischen Lebewesen bestehen. Um Jing und Qi zu unterscheiden, kann man sagen: Jing nährt Qi, Qi bewacht Jing.
Es gibt zwei Quellen des Jing: das vorgeburtliche und das nachgeburtliche. Das vorgeburtliche Jing erben wir von unseren Eltern. Es entsteht aus männlicher und weiblicher Sexualenergie und wird nach der Geburt in den Nieren gespeichert. Das nachgeburtliche Jing wird aus Gu-Qi (Seite 47), das von Milz und Magen stammt, gebildet. Ein großer Teil des nachgeburtlichen Jing wird in verschiedene Organe transportiert, um sie zu nähren und ihr Funktionieren zu ermöglichen. Der Rest wird in den Nieren für die spätere Verwendung gespeichert.

Das Chinesische kennt sehr viele Begriffe für die unterschiedlichen Arten der Energien und Körperessenzen.

zeigt sich in einem verzögerten Wachstum von Haaren und Zähnen, Muskelschwäche und einer verlangsamten Bewegungs- und Sprachentwicklung.
Bei Erwachsenen führt Jing-Mangel zu frühzeitiger Alterung. Das Jing bei Männern wird in Sexualenergie und Sperma umgewandelt. Bei Frauen erzeugt reifes Jing die Menstruation. Nur mit seiner Hilfe sind sie fähig, Kinder zu empfangen und zu tragen. Wenn man alt ist, ist das vererbte Qi verbraucht, das vorgeburtliche Jing ist nicht mehr vorhanden. Allein funktioniert das nachgeburtliche Jing jedoch nicht. Daher wird man schwächer und verliert die Zeugungsfähigkeit beziehungsweise Fruchtbarkeit.
Auch wenn man jung ist, kann eine gestörte Nierenfunktion, insbesondere ein Mangel an Nieren-Jing, Sexualprobleme verursachen. Das Nieren-Qi herrscht über das Jing und bewahrt es in den Nieren. Wenn das Nieren-Qi gestört ist, wird das Jing allmählich verloren gehen.

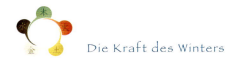 Die Kraft des Winters

Dies führt bei Männern zu Problemen wie Impotenz oder Zeugungsunfähigkeit, bei Frauen zu unterschiedlichen Arten von Menstruationsstörungen und in schweren Fällen zu Unfruchtbarkeit.

Die Nieren regieren das Wasser

Sie wissen schon, dass andere Organe wie zum Beispiel die Milz an der Wasserregulation im Körper mitbeteiligt sind. Das stimmt auch so. Aber die Nieren sind das Organ, das den Wasserhaushalt im Körper direkt reguliert. Das Wasser aus Magen und Darm wird von der Milz aufgenommen und umgewandelt. Mithilfe des Milz-Qi wird es nach oben in die Lunge transportiert. Die Lunge verbreitet es weiter in die Organe. Das Nieren-Qi unterstützt diesen Vorgang.

Danach nehmen die Nieren das abtransportierte Wasser auf. Das reine Wasser wird rückresorbiert, und die schweren, unreinen Flüssigkeiten werden ausgeschieden. Sie werden in den Nieren in Urin umgewandelt. Die koordinierte Bewegung des Nieren-Qi sorgt dafür, dass der Urin problemlos ausgeschieden wird. Yang und Yin in den Nieren arbeiten zusammen und regulieren den Zustand der Harnblase. Sie entscheiden gemeinsam, wann und wie viel Harn produziert und ausgeschieden wird. Gestörtes Nieren-Qi kann diese Aufgabe nicht mehr erfüllen, und das führt zu Harnverhaltung, Ödemen oder vermehrtem Harndrang.

Wichtige Körperpunkte wie der Ming Men werden auch in vielen Qi-Gong-Übungen mit angesprochen.

> **Ming Men**
>
> Ming Men heißt auf Deutsch »Lebenspforte«. Es enthält das vorgeburtliche Qi, das wir von unseren Eltern mitbekommen haben, und koordiniert die Funktionen aller Organe. Dieser wichtige Punkt liegt auf dem Rücken zwischen den Nieren, genau auf der Wirbelsäule. Das Ming-Men-Feuer ist die Quelle unserer Körperwärme und beherrscht das Yang-Qi des Körpers.
>
>

Der Winter und die Niere

Die Nieren halten das Qi fest

Die Atemluft wird über die Nase aufgenommen und in die Lunge geleitet, die Atmung wird dabei insbesondere durch die Bewegung des Lungen-Qi reguliert. Die Nieren nun arbeiten mit der Lunge intensiv zusammen. Das reine Qi, das in die Lunge kommt, muss absteigen und die Nieren erreichen. Das Nieren-Qi hält das Qi fest und speichert es, sodass die Atmung, die nie pausieren darf, stabil und kräftig ablaufen kann. Wenn das Qi nur bis zur Lunge kommt, ist die Atmung kurz und flach, und wenig reine Luft wird aufgenommen.

Die Nieren führen und schützen das Ming-Men-Feuer

Das Ming-Men-Feuer (siehe Kasten auf der gegenüberliegenden Seite) wird vom Nieren-Yang-Qi gekräftigt und gehütet. Wenn das Yang-Qi in der Niere mangelhaft ist, wird das Ming-Men-Feuer schwach. Dies führt zu genereller Kälte im Körper. Auch die Sexualität wird damit beeinträchtigt.

Starkes, stabiles Ming-Men-Feuer ist außerdem wichtig für die Verdauung. Erinnern Sie sich noch, dass ich Ihnen im Kapitel über die Milz und den Spätsommer empfohlen habe, mit sexuellen Aktivitäten zurückhaltend zu sein? Sie wollten vielleicht damals schon wissen, was die Milz mit Sexualität zu tun hat. Jetzt können Sie es leicht verstehen: Sexuelle Aktivitäten nutzen das Nieren-Qi ab. Dadurch wird das Ming-Men-Feuer geschwächt. Die Milz hat die Eigenschaft Erde, daher braucht sie die Unterstützung des Feuers. Wenn das Ming-Men-Feuer aber zu schwach ist, wird die Milzfunktion ebenfalls beschränkt, und dies zeigt sich naturgemäß in unterschiedlichen Verdauungsproblemen.

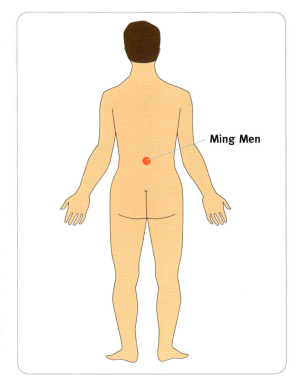

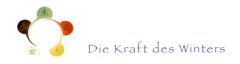

Die Kraft des Winters

Ein tieferer Blick auf Roberts Probleme

Eine Störung in der Niere führt immer auch zu Beschwerden in anderen Organen. Roberts Probleme scheinen von der Niere auszugehen. Was aber belastet ihn genau? Untersuchen wir sein Beispiel noch etwas genauer und auf der Basis dessen, was wir jetzt wissen.

Impotenz

Bei gesunden jungen Männern unterstützt das in der Niere gespeicherte Jing die Sexualenergie. Daher sind sie potent und zeugungsfähig. Ein Mangel an Jing beeinträchtigt direkt die Sexualleistung. Bei älteren Männern zeigt der natürliche Alterungsprozess seine Spuren: Das Jing hat sich im Laufe der Zeit langsam verbraucht.

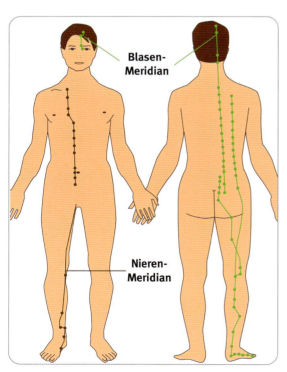

Haben junge Männer Potenzstörungen, können dem verschiedene Ursachen zugrunde liegen. Bei Robert sieht es so aus: Er hat im Spätsommer im Urlaub sehr häufig Sex mit seiner Frau gehabt. Daher wurde sein Nieren-Qi sehr rasch abgenutzt, Jing ging verloren. Das geschwächte Nieren-Qi kann das Jing nicht mehr in den Nieren halten, deswegen geht bei ihm das Sperma unfreiwillig verloren. Daher die Flecken in seiner Unterhose.

Dazu kommt eine weitere Konsequenz: Das Ming-Men-Feuer hat sich abgeschwächt, was zu Milzstörungen führt. Die Milz nimmt die Essenz aus der zugeführten Nahrung auf und wandelt sie in Qi und nachgeburtliches Jing um. Das nachgeburtliche Jing geht dann in die Nieren und ergänzt das vorgeburtliche. Wenn die Milz ihre Aufgabe, Qi und Jing herzustellen und in die Nieren zu transportieren, nicht

Ein tieferer Blick auf Roberts Probleme

erfüllen kann, mangelt es an Qi und Jing, was für die Sexualität eine entscheidende Rolle spielt. Deswegen haben Männer nach den Flitterwochen oder einem intimen Urlaub mit ungewöhnlich viel Sex sehr häufig stärkere Potenzprobleme.

Vermehrter Harndrang

Die Nieren haben insbesondere die Aufgabe, Harn zu produzieren und auszuscheiden. Yang-Qi und Yin-Qi bewegen sich in entgegengesetzte Richtungen und kontrollieren die Harnproduktion, die Harnmenge und den Zustand der Harnblase. Wenn das Nieren-Qi gestört ist, wird man unter Harnverhaltung leiden. Das Wasser bleibt im Körper und verursacht Ödeme. In Roberts Fall kann das geschwächte Nieren-Qi den Harn nicht mehr in der Blase halten. Daher muss er so oft zur Toilette gehen.

Potenzprobleme und auch Veränderungen des Harnverhaltens stellen für Männer auch psychisch eine Belastung dar.

Kalter Rücken und kalte Gelenke

Kälte und Schmerzen im unteren Rücken und in den Gelenken, besonders in den Knien, sind ebenfalls oft mit einer Nierenstörung verbunden. Wenn das Nieren-Qi, genauer gesagt das Yang-Qi in der Niere gestört ist, kann es das Ming-Men-Feuer nicht bewachen. Dieses aber sorgt für die Körperwärme. Ein geschwächtes Ming-Men-Feuer reicht nicht aus, um den Körper warm zu halten, deswegen fühlt man sich kalt, insbesondere in der Nierengegend.
Da der Nieren-Meridian und der mit ihm gepaarte Blasen-Meridian entlang der Beine verlaufen und dabei an den Knien vorbeigehen, zeigen sich Beschwerden in der Niere sehr oft in den Kniegelenken.

Schwäche nach dem Sport

Robert hat versucht, durch intensiven Sport insgesamt wieder fitter zu werden. Aber das hat ihm überhaupt nicht geholfen. Im Gegenteil: Er fühlt sich erschöpft.

Das ist auch kein Wunder: Im Winter ist es sehr kalt. Das Qi der Natur hat sich zurückgezogen und ist in der Tiefe gespeichert. In der Natur dominiert jetzt das Yin-Qi. Wenn man intensiven Sport treibt, verliert man leicht und schnell genau dieses Yang-Qi. Man sollte sich aber im Einklang mit der Natur verhalten. Das heißt, im Winter, wenn die Natur die Energie speichert, müssen wir genau dasselbe machen: Wir müssen die Energie in uns bewahren.

Bei starken körperlichen Belastungen verbrauchen wir viel Energie und daher verlieren wir viel Yang-Qi, das im Winter ohnehin schon niedrig ist. Robert litt schon unter Qi-Mangel. Intensiver Sport konnte seine Beschwerden nur verschlimmern.

Vermehrte Ängstlichkeit

Angst geht in die Nieren. Sie schwächt das Nieren-Qi und verursacht oft eine generelle Störung in der Niere. Andererseits machen Mangel an Nieren-Qi und Nieren-Jing und andere Störungen der Niere ängstlich. Jeder erlebt in seinem Leben ab und zu Angst und Furcht. Es ist ganz normal, wenn jemand vor einer Operation oder vor einer Giftschlange Angst hat. Nur wenn Sie chronische, generalisierte Angst haben, wird sie Ihnen schaden. Angst raubt Qi und nutzt das Jing ab. Langfristig verliert die Niere dann die Beherrschung über das Qi. Sie haben bestimmt schon gehört, dass Menschen unter extremer Angst unkontrolliert Wasser lassen.

Das geht mir an die Nieren, sagen wir und sind damit nahe dran an dem, was die TCM lehrt.

Robert ist jetzt in einem Teufelskreis gefangen: Sein gestörtes Nieren-Qi hat Angst in ihm erzeugt. Seine Angst, dass seine Frau ihn verlässt, verschlimmert seinen Mangel an Qi. Dies aber macht seine Beschwerden noch schlimmer und verstärkt die Unzufriedenheit seiner Frau.

Exkurs: Eine Art Verhaltenstherapie

In der Yuan-Dynastie in China gab es einen sehr berühmten Arzt namens Zhang. Einmal befragte er eine sehr ängstliche Patientin, die daraufhin erzählte, dass sie ein Jahr zuvor einen extremen Schreck

Ein tieferer Blick auf Roberts Probleme

erlebt hatte: Ein Hotel, in dem sie logierte, war von Räubern überfallen worden. Sie setzten das Haus am Ende in Brand. Die Frau erschrak während des Überfalls so sehr, dass sie aus dem Bett auf den Boden fiel. Nach diesem Erlebnis kippte sie immer bei lauten Geräuschen um. Sie sah sehr blass aus und klagte über kalte Extremitäten. Noch schlimmer war aber, dass sie kein Kind bekam!

Zhang hörte ihr zu und wusste schon, dass die Angst ihr Nieren-Qi stark geschädigt hatte. Wenn die Angst sie weiter quälen würde, würde sie ihre Beschwerden nie loswerden. Anstatt wie üblich Kräuter zu verschreiben, setzte Zhang so etwas wie Verhaltenstherapie ein. Er ließ die Frau von zwei Dienerinnen auf einem hohen Stuhl festhalten und klopfte mit einem schweren Holzblock auf einen Tisch. Die Frau wurde sehr ängstlich und wollte flüchten. Geduldig sagte er: »Ich klopfe nur auf den Tisch. Nichts ist schrecklich daran.«

Als die Patientin sich etwas erholt hatte, klopfte er weiter, bis sie schließlich keine Angst mehr vor dem Geräusch hatte. Nach einigen Wochen hatte sie ihre Angst insgesamt verloren. Sie sah auch viel lebendiger aus – und vor allem: Bald war sie schwanger.

Die Ursachen einer Angst lösen, oft auf psychologischem Weg, das hilft auch den Nieren.

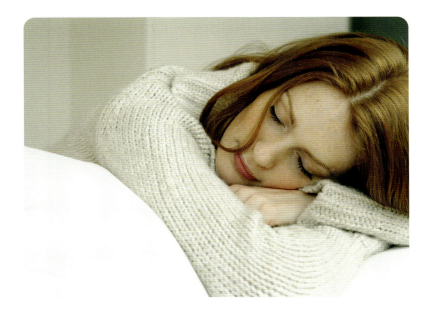

Angstfrei lebt es sich deutlich entspannter.

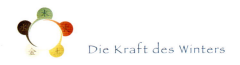

Die Kraft des Winters

Die gegenteilige Störung: Yin-Mangel in der Niere

Robert litt unter einem deutlichen Mangel an Yang-Qi der Nieren, das Beispiel der jungen Chinesin im Kasten hingegen beschreibt einen typischen Mangel an Yin-Qi.

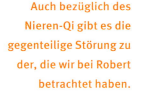

Auch bezüglich des Nieren-Qi gibt es die gegenteilige Störung zu der, die wir bei Robert betrachtet haben.

Eine schwache junge Frau

Eine junge Patientin kam zu meinem Onkel. Sie hatte schwarze Ringe unter den Augen, ihr Gesicht hatte eine seltsam rote Farbe und sah eingefallen aus, die Haut war trocken und grob.
»Ich fühle mich schwach«, sagte die Frau. »In der Nacht kann ich nicht gut schlafen. Ich träume die ganze Zeit. Außerdem muss ich immerzu auf die Toilette. Am Tag bin ich todmüde. Mein Chef hat schon geschimpft.«
Mein Onkel fragte, wie es mit ihrer Regelblutung aussähe. »Da ist auch alles durcheinander. Einige Tage vor der Menstruation habe ich am ganzen Körper Schmerzen. Während meiner Tage habe ich dann heftige Bauchschmerzen.« Sie überlegte kurz und fuhr dann fort: »Mein Mann hat sich auch bei mir beklagt. Er ist ein Mann, und ... Wissen Sie, was ich meine?«
Mein Onkel nickte verständnisvoll. »Nach der Arbeit bin ich immer so müde. In der Nacht möchte ich dann nur noch schlafen. Es tut mir leid, dass mein Mann sich vernachlässigt fühlt. Aber ich weiß wirklich nicht, was ich tun soll. Er hat mich sogar gefragt, ob ich einen Freund habe! Dann habe ich mit ihm gestritten. Ich hätte ruhig bleiben sollen, aber ich konnte einfach nicht!«
Die Frau regte sich immer mehr auf. Von Anfang an hatte mein Onkel bemerkt, dass sie sehr ruhelos war. Alles bestätigte seinen Verdacht: Mangel an Nieren-Yin-Qi.

Überprüfen Sie sich selbst!

Wie schon gesagt: Mit schwerwiegenden Symptomen, die akut sind oder immer schlimmer werden, gehen Sie bitte zu einen erfahrenen Arzt oder Heilpraktiker. Aber wenn Sie Ihren Körper regelmäßig beobachten, um frühe Warnsignale wahrzunehmen, können Sie etwas unternehmen, bevor es bedrohlich wird. Es gibt immer Anzeichen dafür, ob etwas nicht stimmt.

Im Körper zeigen vielfältige frühe Anzeichen Störungen auch im Nieren-Qi an. Sie zu erkennen und ernst zu nehmen, kann die Gesundheit harmonisieren, bevor ernste Beschwerden auftreten.

Die Zähne beobachten

Die Nieren beherrschen die Knochen und bilden das Mark. Genauer: Die Nieren speichern das Jing, und Jing bildet das Mark, das die Knochen ernährt. Mark entspricht hier nicht genau dem Knochenmark im Sinn der Schulmedizin. Es wird in der TCM als ein Bestandteil der Knochen betrachtet. Nur wenn die Knochen ausreichend Ernährung vom Mark bekommen, können sie wachsen. Mangel an Nieren-Jing führt zu verzögerter Knochenentwicklung bei Kindern und zu dünnen, brüchigen Knochen bei alten Menschen.

Die einzigen Knochen, die wir leicht sehen können, sind die Zähne. Daher können wir den Zustand der Zähne beobachten. Bei ausreichendem Jing sind die Zähne fest und gesund. Beim Mangel an Jing sind sie matt und locker.

Die Hirnfunktion betrachten

Das erwähnte Mark teilt sich in Knochenmark, Rückenmark und Hirnmark. Sie bestehen aus Sicht der Traditionellen Chinesischen Medizin alle aus Nieren-Jing. Das Gehirn wird vom Hirnmark gebildet und genährt. Ausreichendes Nieren-Jing sorgt damit für eine gesunde Hirnentwicklung und -funktion. Wenn das Nieren-Jing verloren geht, wird das Gehirn »leer«, es ist nicht mehr gut versorgt. Man wird schwindlig und schwach und leidet unter Denkstörungen, Sehstörungen und oftmals auch Ohrensausen.

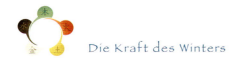

Das Haar zeigt viel

Die Blutbildung wird ebenfalls von Jing unterstützt. Ausreichendes Jing spricht für ausreichend Blut im Körper. Das Blut kreist im Körper und bringt Nährstoffe in die verschiedenen Körperteile, unter anderem auch ins Haar. Starkes, glänzendes und geschmeidiges Haar und dessen gesundes Wachstum weisen auf starke Nieren hin, die mit reichlich Jing versorgt sind. Frühzeitiger Haarausfall oder Ergrauen der Haare gehen oft mit Mangel an Jing einher.

Hörvermögen

Die Nieren öffnen sich zu den Ohren. Daher sind die Ohren mit den Nieren verbunden und werden von Nieren-Jing genährt. Ein Mangel an Jing verursacht Hörstörungen, Ohrensausen und im Extremfall sogar Taubheit. Das erklärt, warum alte Menschen nicht mehr so gut hören: Das Nieren-Jing wird im Laufe des Lebens verbraucht, und am Ende enthalten die Nieren nur noch wenig Jing. Die Ohren werden dann nicht mehr ausreichend versorgt, ihre Funktion ist eingeschränkt.

Wieder tauchen körperliche und emotionale Symptome gemeinsam auf und zeigen frühzeitig eine Störung an.

Angst

Wenn man sich ohne Grund ängstlich fühlt und leicht erschrickt, hat das möglicherweise seinen Grund in einer Störung in den Nieren. Meistens liegt ein Mangel an Nieren-Qi zugrunde. Säuglinge erschrecken besonders leicht. Deswegen müssen sie vor beängstigenden Situationen geschützt werden.

Die Tabelle stellt noch einmal beide Mangelstörungen der Niere gegenüber. Wenn Sie offensichtliche Gründe für Erscheinungen dieser Art kennen, brauchen Sie sich keine Gedanken zu machen. Wenn Sie beispielsweise spätabends viel Kaffee getrunken haben, können Sie wahrscheinlich nicht gut schlafen und müssen öfter zur Toilette. Am nächsten Morgen sehen Sie dann natürlich nicht so frisch aus. Das ist

Überprüfen Sie sich selbst!

Überblick über die typischen Nieren-Qi-Störungen im Winter

Allgemeiner Mangel an Qi und Jing der Niere

- grundlegende Ängstlichkeit bis hin zu Panikattacken
- Konzentrationsschwäche, Vergesslichkeit, Leistungsschwäche
- Schlafstörungen, Müdigkeit
- Appetitlosigkeit
- vermehrter Harndrang
- Potenzstörungen beziehungsweise Menstruationsstörungen
- wenig Lust auf Sex

Mangel an Yang-Qi der Nieren

- alle Symptome des allgemeinen Mangels
- Blässe
- Erschöpfung
- Schwindel
- kalter Rücken, kalte Knie
- Ödeme an Knöcheln oder Augenlidern

Mangel an Yin-Qi der Nieren

- alle Symptome des allgemeinen Mangels
- Unruhe, Irritation
- Schmerzen im Körper und in den Gelenken ohne Befund
- Blähungen vor der Menstruation
- trockene, grobe Haut, Flecken im Gesicht
- schwarze Ringe unter den Augen
- rote Wangen
- Schwitzen in Ruhe

Ob Mangel oder Überschuss: Eine Störung des Nieren-Qi hat unterschiedliche Auswirkungen, die verschiedene Maßnahmen erfordern.

normal. Nur wenn Sie diese Erscheinungen ohne eine solch einfache Ursache haben, sollten Sie an Störungen in den Nieren denken. Eventuell brauchen Sie dann Rat von einem (TCM-)Mediziner.

Selbstverständlich können auch Frauen einen Mangel an Yang-Qi entwickeln, und Männer sind manchmal Opfer von mangelndem Yin-Qi. Wenn eine Frau Yang-Qi-Mangel wie Robert hat, hat sie auch ähnliche Probleme wie er. Nur zeigen sich ihre Beschwerden bei der Regelblutung. Wenn ein Mann Mangel an Yin-Qi hat, hat er ähnliche Probleme wie die Patientin meines Onkels. Nur hat er natürlich keine Menstruationsprobleme, aber er verliert das Sperma ungewollt, wenn der Mangel fortgeschritten ist.

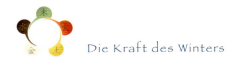 Die Kraft des Winters

So bleiben Sie gesund!

Wenn Sie sich im Alltag im Einklang mit der Natur verhalten, können Sie vielen Problemen vorbeugen. Im Winter können Sie einiges unternehmen, was den Nieren guttut.

Ernährung: Schwarz macht gesund

Das nachgeburtliche Nieren-Jing stammt aus der Nahrung. Durch eine vernünftige Auswahl von Lebensmitteln können wir unsere Nieren daher in einem gesunden Zustand erhalten.

Im Alltag

Die Farbe Schwarz gehört nach der TCM zum Wasser und nährt damit die Niere. Im Winter sollten Sie Lebensmittel mit dieser Farbe häufig essen. Hierzulande stehen Ihnen eine Reihe von schwarzen Lebensmitteln zur Verfügung: schwarzer Sesam, schwarzer Reis, Shiitakepilze, Seetang, Trauben (dunkel), Oliven (schwarz), Sojasoße, schwarze Bohnen, Kastanien, Wolkenohrenpilze.

Der Geschmack salzig geht in die Nieren und ist deswegen besonders gut für den Winter geeignet. Meeresfrüchte enthalten Salz, daher sind sie besonders zu empfehlen: Seetang, Tintenfisch, Austern, Krabben, Scampi, Seegurken.

Nieren, Wasser, salzig, schwarz, all das gehört zum Winter. Die Verbindungen sind im Weltbild der TCM klar begründet.

Wolkenohrenpilze

Sie heißen auch Judasohren oder chinesisch Mu-Err. Diese Pilze sind ein fester Bestandteil der chinesischen Küche. Sie sind schwarz und sehen frisch ein wenig wie Ohren aus, daher heißen sie auch »Schwarze Ohren«. Man kann sie in jedem asiatischen Laden finden.

So bleiben Sie gesund!

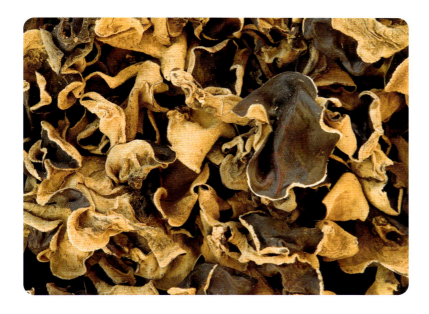

Wolkenohrenpilze: sehr beliebt in China. Vielleicht auch bald bei Ihnen?

Mit dieser Geschmacksrichtung müssen Sie allerdings etwas vorsichtig sein. Salz verstärkt das Yin-Qi und ist daher nicht für Menschen wie Robert geeignet, die unter einem Mangel an Yang-Qi leiden. Auch wenn Sie gar keine gesundheitlichen Probleme haben, sollten Sie besser nicht zu viele salzige Lebensmittel oder stark gesalzene Speisen zu sich nehmen.

Im Winter muss ausreichend Jing und Qi in den Nieren gespeichert werden. Dies hat eine besondere Bedeutung für Männer, weil Jing und Yang-Qi eine entscheidende Rolle für ihre Sexualität spielen. Lebensmittel, die das Yang-Qi stärken, sind daher notwendig für den Winter, beispielsweise: Hammelfleisch, Hammelniere, Schweineniere, Gambas, Lauch, Austern, Walnüsse, Chinesischer Schnittlauch. Letzteren finden Sie in Asia-Läden. Auf Chinesisch heißt er Jiu Cai. In China ist er sehr bekannt und beliebt als ein erwärmendes und vor allem auch kräftigendes Lebensmittel.

Für erwachsene Männer sollte am besten jeden Tag etwas aus dieser Liste zum Kochen ausgewählt werden. Im Vergleich zu Frauen brauchen Männer deutlich mehr Unterstützung für ihr Yang-Qi, weil sie

Salz wird in der westlichen Medizin oft verteufelt. Aber in gewissen Mengen brauchen wir es natürlich zum Leben. Es empfiehlt sich, dabei auf die Qualität zu achten und beispielsweise Himalajasalz zu kaufen.

»Yang-Körper« haben. Dieser Unterschied ist naturgegeben. Aber auch Männer sollten möglichst immer nur kleine Portionen von diesen Yang-Lebensmitteln essen. Bei einem bestehenden Mangel an Yang-Qi – egal, ob bei Mann oder Frau – dürfen und sollten Sie jedoch mehr davon zu sich nehmen.

Gegen Mangel an Yang-Qi

Männer, die unter einem Mangel an Yang-Qi leiden, sollten Gerichte wie Hammelfleisch mit Karotten, Kartoffeln und Ingwer essen oder die untenstehenden Rezepte nutzen. Auch diese Suppen nähren das Yang-Qi und die Vitalität, vertreiben die Kälte aus dem Körper und verbessern die Sexualleistung.

Kastanien-Hühnersuppe

Diese Suppe ist besonders gut für Frauen nach einer Geburt oder für Menschen, die sich gerade von einer langen Krankheit erholen, aber noch sehr schwach sind. Auch für alte Menschen ist diese außergewöhnliche Hühnersuppe sehr zu empfehlen. Wenn Sie jedoch unter einer Nierenkrankheit leiden, zum Beispiel dem nephrotischen Syndrom oder einer Nierenbeckenentzündung, dürfen Sie nur ab und zu kleine Mengen zu sich nehmen.

Diese Kastanien-Hühnersuppe ist eine echte Kraftsuppe für Jung und Alt, vor allem an kalten Tagen.

Vorsicht

Unter bestimmten Umständen sollten Sie die hier empfohlenen stark nährenden Lebensmittel, insbesondere die Fleisch- und Fischsorten, eher vermeiden:
- bei chronischen Krankheiten
- bei Verstopfung
- bei Schlafstörungen, Ruhelosigkeit und Nervosität
- bei übermäßiger Hitze, wenn Sie sich heiß und durstig fühlen

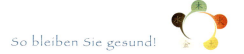

So bleiben Sie gesund!

Hauptwirkung: erwärmt den Körper, kräftigt Qi und Jing, nährt Milz und Nieren.

Hauptzutaten und deren Wirkung
Hühnerfleisch: erwärmend, stärkt Qi und Jing.
Kastanie: nährt Milz und Nieren.

Zutaten (für 2 Personen)
1 kleineres Huhn
100 g frische Esskastanien
5 g Ingwer
5 g Lauch
5 ml Kochwein
Salz nach Wunsch

Zubereitung
- Das Huhn waschen, in kochendem Wasser kurz ziehen lassen. In grobe Stücke teilen, die Knochen aber dranlassen. Alles noch mal kurz in kochendem Wasser ziehen lassen, herausholen und abtropfen lassen.
- Kastanien 5 Minuten kochen, abkühlen und schälen. Ingwer in Scheiben, Lauch in Stückchen schneiden.
- Fleisch, Kastanien, Ingwer, Lauch und Kochwein in einen Topf geben, Wasser darüber gießen. Je mehr Wasser Sie zugeben, desto dünner wird die Suppe. Aufkochen lassen und bei reduzierter Hitze 40 Minuten kochen lassen.
- Mit Salz abschmecken und möglichst warm genießen.

Kastanien-Reis-Suppe

Diese Suppe dürfen Sie oft genießen. Wenn Sie Zeit haben, können Sie sie zweimal pro Tag zubereiten. Sie ist besonders gut für ältere und geschwächte Menschen, die Rücken- und Gelenkschmerzen wegen Qi- und Jing-Mangel haben.
Wirkung: nährt Milz und Niere, kräftigt das Qi.

In China kocht man das Fleisch gern mit den Knochen. Bei einer Hühnersuppe werden die Knochen fast immer mitgekocht, weil sie nicht nur wertvolle Nährstoffe enthalten, sondern auch einen starken Geschmack ergeben. Wenn dies zu ungewöhnlich für Sie ist, können Sie auch Hühnerbrust verwenden. Dann schmeckt die Suppe nicht so intensiv, aber die Wirkung bleibt nahezu dieselbe.

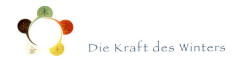

Die Kraft des Winters

Hauptzutaten und deren Wirkung
Kastanie: nährt Milz und Niere.
Reis: kräftigt Qi und Jing.

Zutaten (für 2 Personen)
100 g Reis
10 Kastanien
Zucker nach Wunsch

Manche dieser ungewohnten, aber zugleich sehr wohltuenden Gerichte können sich sicherlich einen festen Platz in Ihrem Speiseplan erobern.

Zubereitung
- Kastanien 5 Minuten kochen, abtropfen lassen und schälen.
- Reis und Kastanien in einen Topf geben. Wasser hinzufügen. Je mehr Wasser Sie zugeben, desto dünner wird die Suppe. Aber zumindest 3-mal so viel Wasser wie Reis sollte es sein.
- Aufkochen lassen und bei reduzierter Hitze 45 Minuten kochen. Ab und zu gründlich umrühren.
- Mit Zucker würzen.

Gegen Mangel an Yin-Qi

Wenn Sie Symptome wie die Patientin meines Onkels haben (Seite 184), leiden Sie vermutlich unter einem Mangel an Yin-Qi. Sie brauchen Lebensmittel, die das Yin-Qi verstärken. Zum Beispiel: Schwarzer Sesam, Tofu, Schweinefleisch, Entenfleisch, Hasenfleisch, Tinten-

Tipp

Mit einem Mixer können Sie die geschälten Kastanien zu Brei zerkleinern. Kochen Sie den Reis dann 30 Minuten lang, geben Sie den Kastanienbrei hinzu und lassen Sie die Mischung noch 20 Minuten kochen. So bekommen Sie eine Suppe ohne feste Bestandteile.

So bleiben Sie gesund!

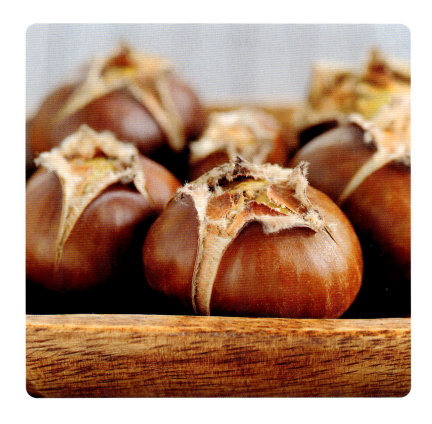

Kastanien sind sehr nahrhaft und können im Winter Wärme und Energie schenken.

fisch, Krabben, Austern, Tomaten, Spinat, Chinakohl, Birnen, Trauben, Pfirsich, Honig. Auch der folgende Tee lindert die Beschwerden, trinken Sie ihn am besten frisch zubereitet mindestens zweimal pro Tag, wobei Sie die Zutaten mehrfach verwenden können.

Gou-Qi-Tee

Wirkung: nährt Niere und Herz, kräftigt das Yin-Qi, beruhigt.

Hauptzutaten und deren Wirkung
Chinesische Wolfsbeere: nährt die Nieren und ergänzt das Jing.
Chrysantheme: nährt das Yin-Qi, beruhigt.
Grüner Tee: nährt das Yin-Qi.
Kristallzucker: stärkt das Yin-Qi, stillt nach der TCM den Durst.

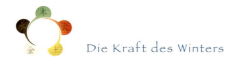

Zutaten

1 TL Chinesische Wolfsbeeren
1 TL Chrysanthemen (aus dem Teeladen)
1 TL Grünteeblätter
2 TL Kristallzucker

Zubereitung

- Alle Zutaten in eine Tasse geben und kochendes Wasser dazugießen. 5 Minuten bedeckt ziehen lassen.
- Sie können die Zutaten mehrmals aufgießen.

Rosensaft

Dieser Saft ist besonders gut für ruhelose und zugleich müde aussehende Frauen. Einmal pro Tag sollte er getrunken werden.
Wirkung: nährt Yin-Qi und Jing, stillt Durst, befeuchtet die Haut.

Hauptzutaten und deren Wirkung

Tomaten: nähren das Yin-Qi, stillen Durst.
Gurken: fördern den Wasserfluss im Körper, stillen Durst.
Rosenblätter: fördern den Qi-Fluss im Körper, machen gute Laune.
Honig: kräftigt das Qi, nährt das Yin-Qi.

Zutaten

1 Tomate
1 kleine Gurke
1 EL Rosenblätter
etwas Zitronensaft
1 TL Honig

Zubereitung

- Tomate und Gurke schälen und die Samen entfernen. Zusammen mit frischen Rosenblättern in einen Mixer geben.
- Den Saft in ein Glas füllen. Einige Tropfen Zitronensaft und Honig zugeben und servieren.

Wenn Sie keine eigenen Rosensträucher im Garten haben, sollten Sie die Rosenblätter am besten im Teeladen kaufen und nicht im Blumenladen, wo sie meist gespritzt sind.

So bleiben Sie gesund!

> **Überblick über die im Winter und für die Nieren gut geeigneten Lebensmittel**
>
> Gut für die Nieren und im Winter: schwarze Lebensmittel wie schwarzer Sesam, schwarzer Reis, Shiitake- und Wolkenohrenpilze, Seetang, dunkle Trauben, schwarze Oliven, Sojasoße, schwarze Bohnen, Kastanien. Außerdem Salziges wie Meeresgemüse, Krabben und Ähnliches.
>
> Mangel an Yang-Qi in der Niere: Hammelfleisch, Hühnerfleisch, Karotten, Ingwer, Kastanie, Kartoffeln.
>
> Für ausreichend Jing, insbesondere für Männer: Hammelfleisch, Hammelniere, Schweineniere, Gambas, Austern, Walnüsse, Lauch, Chinesischer Schnittlauch, Reis.
>
> Mangel an Yin-Qi: Schwarzer Sesam, Tofu, Schweinefleisch, Entenfleisch, Hasenfleisch, Tintenfisch, Krabben, Austern, Tomaten, Spinat, Chinakohl, Birnen, Trauben, Pfirsiche, Honig.

Bewegung: Ergänzen Sie Ihr Yang-Qi

Im Winter ist es draußen kalt und rau. Yin-Qi dominiert die Natur. Sollen wir deshalb den ganzen Winter nur zu Hause bleiben und Fernsehen gucken? Selbstverständlich nicht. Unser Körper braucht immer Bewegung, das Qi muss auch dadurch im Fluss gehalten werden. Wir müssen nur aufpassen, wann und was für Sport wir treiben.

Wenn Sie am Morgen Sport machen möchten, warten Sie, bis die Sonne aufgegangen ist. Wenn es noch kalt und dunkel ist, enthält die Natur zu viel Yin-Qi, das in Ihren Körper eindringt. Dies kann Ihrem Yang-Qi schaden und einen Mangel verursachen.

Übertreiben Sie nicht. Wenn Sie gesund sind, geht intensiver Indoorsport noch gut. Aber intensiver Sport draußen, wo Sie nicht geschützt sind, tut im Winter nicht gut. Insbesondere Sportarten, bei denen Sie stark schwitzen, schädigen Qi und Jing. Machen Sie lieber sanften Sport. Wenn es möglich ist, in der Sonne.

Auch im Winter ist moderate Bewegung wichtig und gesund. Sobald wir uns hinterm Ofen hervorgetraut haben, macht es meist auch Freude.

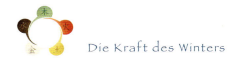

Die Kraft des Winters

Nieren-Qi-Gong

Leiden Sie unter einem Mangel an Jing und Qi, fühlen Sie sich schwach und haben Sie Schmerzen in Rücken und Gelenken, sollten Sie jeden Tag Nieren-Qi-Gong üben. Wenn es warm und sonnig ist, sollten Sie draußen in der Sonne üben. Ansonsten üben Sie in einem warmen Raum. Sie können sich allein oder zusammen mit anderen bewegen. Aber das Qi Gong sollte in Ruhe praktiziert werden.

Die Qi-Gong-Übungen müssen am Anfang in ihrem Ablauf natürlich gelernt werden. Dann aber können sie einfach genossen werden.

1. Den Himmel berühren
- Setzen Sie sich auf einen Stuhl, Beine schulterbreit auseinander. Entspannen Sie sich. Atmen Sie gleichmäßig.
- Heben Sie die angewinkelten Arme seitlich an, die Fingerspitzen kommen bis auf Ohrenhöhe.
- Strecken Sie jetzt einatmend die Arme langsam nach oben. In dieser Position kurz bleiben und die Arme ausatmend senken.
- 10-mal wiederholen.

2. Etwas in die Luft werfen
- Bleiben Sie sitzen. Legen Sie die linke Hand auf das linke Bein, die rechte Hand auf das rechte Bein, Handflächen nach oben.
- Jetzt schnippen Sie die linke Hand nach oben, als ob Sie etwas nach oben werfen würden. Dabei einatmen. Beim Absenken der Hand wieder ausatmen.
- Wiederholen Sie diese Bewegung 10-mal. Danach noch 10-mal mit der rechten Hand.

3. Beine pendeln
- Setzen Sie sich auf einem hohen Stuhl oder legen Sie ein Kissen auf Ihren Stuhl, sodass Ihre Beine frei hängen. Drehen Sie Ihren Oberkörper nach links und dann nach rechts. Wiederholen Sie die Bewegung 3- bis 5-mal.
- Jetzt lassen Sie Ihre Beine vor- und zurückpendeln und halten dabei Ihren Oberkörper aufrecht. Setzen Sie keine Kraft ein, lassen Sie die Beine einfach pendeln. Etwa 10-mal wiederholen.

So bleiben Sie gesund!

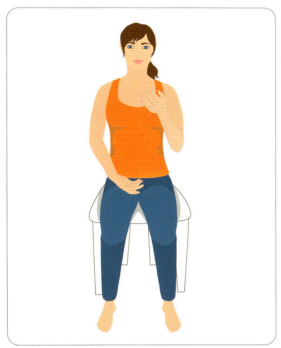
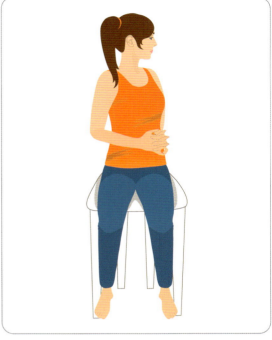

4. Ming Men reiben

- Bleiben Sie sitzen. Reiben Sie die Hände aneinander, bis sie ordentlich warm sind. Reiben Sie jetzt mit den Händen mit Auf- und Abwärtsbewegungen Ihren unteren Rücken, bis auch er ganz angenehm warm geworden ist.

Nieren-Qi-Gong: links Teil 2 und recht Teil 3 der Übung.

Fußbad und Meridianmassage

Ein warmes Fußbad vor dem Schlaf ist vor allem im Winter sehr angenehm und darüber hinaus gesund. Der beste Zeitpunkt dafür ist neun Uhr abends. Nieren-Jing und -Qi sind dann auf ihrem schwächsten Punkt angelangt und besonders leicht aufzufüllen. Sie können Ihre Füße mit oder ohne Zusatz baden. Es gibt übrigens einen zusätzlichen Vorteil neben der Wärme: Der Nieren-Meridian (Abbildung Seite 180) beginnt in der Fußsohle. Das Yang-Qi und das Jing im warmen

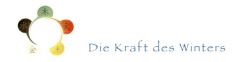
Die Kraft des Winters

Wasser gehen daher direkt in den Körper hinein und steigen auf bis in die Nieren, was ihnen natürlich besonders guttut. Auch eine Massage der entsprechenden Meridianpunkte ist für die Nieren und den gesamten Körper in dieser Jahreszeit eine Wohltat.

Gegen kalte Hände und Füße

Beginnen wir mit einem Fußbad und den geeigneten Punkten gegen diese weitverbreiteten Beschwerden, von denen insbesondere, aber nicht nur Frauen betroffen sind.

Fußbad

- Badezusatz: Ingwer.
- Einige Ingwerstücke zerschlagen und mit etwa 48 Grad warmem Wasser (etwa 20 Zentimeter hoch) in einen Holzeimer geben.
- Baden Sie ungefähr 20 bis 30 Minuten entspannt Ihre Füße darin, bis Sie an Stirn und Rücken zu schwitzen beginnen. Achten Sie darauf, Ihre Füße nach dem Fußbad warm zu halten, und trinken Sie ein großes Glas warmes Wasser.

> Statt eines Vollbads, so verlockend es auch sein mag, tut oftmals ein körperlich weniger anstrengendes Fußbad gut.

Massage

Es gibt drei Punkte, die die Nieren und überdies die Milz kräftigen, und alle drei kennen Sie bereits: Yong Quan (Seite 104), Zu San Li (Seite 133) und San Yin Jiao (Seite 72). Pressen Sie die Punkte und massieren Sie sie kreisend, jeweils etwa 1 bis 3 Minuten lang. Das fördert den Qi-Fluss und harmonisiert.

Gegen Nierenprobleme und Rückenschmerzen

Diese zwei Punkte können Sie auch ohne Fußbad massieren. Sie kräftigen Jing und Qi in den Nieren und lindern Rückenschmerzen, die von einem Mangel an beidem stammen.

Dan Tian: Diesen Punkt, zwei Fingerbreit senkrecht unter dem Bauchnabel, kennen Sie bereits (Seite 66). Reiben Sie die Hände gegeneinander, bis sie warm sind, und massieren Sie Dan Tian mit den drei langen Fingern der rechten Hand mit 50 bis 60 Kreisbewegungen.

Shen Shu: Die beiden Shen-Shu-Punkte befinden sich auf Nabelhöhe auf dem Rücken, im Nierenbereich. Die Punkte sind zwei Fingerbreit links und rechts von der Wirbelsäule entfernt. Wenn Sie Probleme mit der Wirbelsäule haben, sollen Sie immer vorsichtig massieren. Üben Sie niemals Druck auf den Knochen aus. Bleiben Sie auf den Punkten.
Massieren Sie sie, wie bei Dan Tian beschrieben. Sie können auch Ihren Partner bitten, diese Massage für Sie durchzuführen.

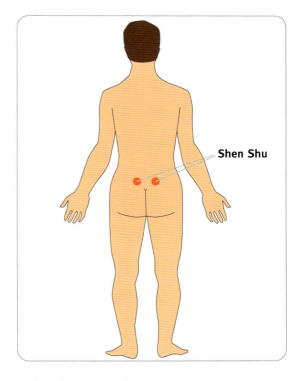

Im Alltag: Speichern Sie Ihr Jing und Ihr Qi!

Der Winter ist die letzte Jahreszeit des Jahres. Energie und Essenz der Natur fangen im Frühling an, sich zu mobilisieren, damit alles in Gang kommt. Im Sommer wächst alles. Im Spätsommer ist die große Umwandlungsphase: Aus Blüten sind Früchte geworden, die nun reif werden. Im Herbst werden die Früchte geerntet und im Winter schließlich gespeichert. Es ist wichtig, dass die Energie in dieser Jahreszeit im Inneren gehalten wird, weil im Frühling wieder viel Energie notwendig sein wird, um erneut das Wachstum zu aktivieren. Die Essenz der Natur wird in den Nieren in Form von Jing und Qi bewahrt. Nur wenn es ausreichend Jing in den Nieren gibt, kann man gesund und lang leben.
Sexuelle Aktivitäten nutzen das Nieren-Jing ab. Daher sollten Sie im Winter etwas weniger sexuell aktiv sein. Sonst geht das Jing verloren, und das Qi wird geschwächt.
Das Yang-Qi sollte ergänzt werden. Wenn es möglich ist, stehen Sie nicht zu früh am Morgen auf. Am Abend gehen Sie möglichst früh zu Bett. Vielleicht müssen Sie den ganzen Tag über, so lange es noch hell ist, im Büro verbringen. Wenn dies der Fall ist, können Sie trotz-

Die Kraft des Winters

Gesunde Ernährung, sinnvolle Bewegung, dabei Genuss und viel Ruhe: So kommen Sie bestens durch den Winter und können sich auf ein kraftvolles Frühjahr freuen.

dem etwas Gutes für Ihre Nieren tun. Setzen Sie sich zwischendurch an eine sonnige Stelle und lassen Sie die Sonne auf Ihren Rücken strahlen. Ihr Kopf sollte aber vor direktem Sonnenlicht geschützt sein. Baden Sie 15 Minuten in der Sonne, bis Ihr Nierenbereich warm ist. So wird das Yang-Qi im Sonnenlicht von den Nieren aufgenommen.

Halten Sie Ihre Nieren warm. In den letzten Jahren sind Hosen mit niedrigem Bund sehr beliebt geworden. Im Winter sind sie aber ganz schlecht für die Nieren. Ungeschützt gehen Qi und Jing über die Haut leicht verloren. Wenn Sie im kalten Wetter lange draußen sein müssen, tragen Sie Hosen mit hohem Bund oder einen Nierenwärmer.

Auch im Winter muss man sich vernünftig ernähren. Man bewegt sich aber weniger als sonst, deswegen neigt man dazu, ein paar Kilo zuzunehmen. Manche Menschen, vor allem Frauen, machen dauernd Diäten, um schlank zu bleiben. Das ist sehr schädlich für Jing und Qi, weil die Energiezufuhr abgestellt wird. Schönheit heißt vor allem Gesundheit. Geben Sie Ihrem Körper daher, was er braucht! Wenn Sie auf Ihre Nieren aufpassen, sorgen Sie für einen kräftigenden und ruhigen Winter und einen dynamischen Frühling.

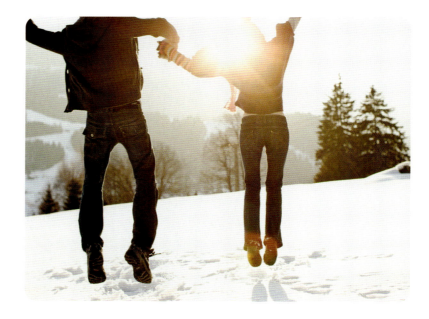

In der gelungenen Balance aus Ruhe und Aktivität wird auch der Winter zum Genuss.

Zum Abschluss: harmonisch durch die Jahreszeiten

Fünf Jahreszeiten – jede erbt die Energie von der vorhergehenden und bereitet Natur und Mensch für die nächste vor. Die Natur verändert sich, und alle Lebewesen ändern sich mit ihr. Wir Menschen sind ein Teil der Natur. Wenn wir uns vom Qi der Natur entfernen, werden wir von ihr nicht mehr getragen.

Das moderne Leben besteht aus so viel Künstlichem, das uns von der Natur trennt. Wir sitzen in Gebäuden oder Autos, die aus Zement und Metall bestehen. Laute Musik und Fernsehen füllen unsere Sinne. Wir hören nicht mehr die Stimme der Natur. Deswegen macht sie sich über geistige und körperliche Beschwerden bemerkbar. Doch dann ist es manchmal schon zu spät.

Mit all den Hinweisen aus diesem Buch können Sie sich der Natur draußen und der Natur in Ihnen wieder annähern. Damit haben Sie die besten Chancen, gesund, erfüllt und lange zu leben. Bleiben Sie aufmerksam, bleiben Sie offen. Hören Sie auf Ihren Körper. Wenn wir die Natur respektieren, wird sie sich um uns kümmern, uns nähren und erfreuen.

Im harmonischen Rhythmus der Jahreszeiten leben: Wer das praktiziert, lebt auch im Sinne seiner inneren Natur.

Literatur und Glossar

Literaturhinweise

Harriet Beinfield und Efrem Korngold: Traditionelle Chinesische Medizin – Grundlagen, Typenlehre, Therapie. dtv

Monnica Hackl: Hui Chun Gong – Die Verjüngungsübungen der chinesischen Kaiser. Irisiana

Martina Kaiser: Der Jahreskreis – Den Rhythmus der Natur als unsere Kraftquelle nutzen. Kamphausen

Toyo und Petra Kobayashi: T'ai Chi Ch'uan – Einswerden mit dem Tao. Südwest

Qingshan Liu: Qi Gong – Der chinesische Weg für ein gesundes, langes Leben. Südwest

Joachim Pongratz: Qi Gong im Alltag – Kleine Übungen mit großer Wirkung. Knaur

Anna Elisabeth Röcker: Ganzheitlich heilen zum richtigen Zeitpunkt. Irisiana

Anna Elisabeth Röcker: Atlas des ganzheitlichen Heilens. Irisiana

Christian Schmincke: Chinesische Medizin für die westliche Welt. Springer

Glossar

Dan Tian Energiezentrum im Körper. Es gibt drei: das obere, das mittlere und das untere Dan Tian.

Feuchtigkeit Ein ungünstiger Umweltfaktor, der in der TCM als Krankheitserreger betrachtet wird. Verursacht Müdigkeit, schwere Glieder, Blähungen und Schwellungen (Ödeme).

Fu-Organe Die Hohlorgane: Gallenblase, Dünndarm, Magen, Dickdarm und Blase.

Gu-Qi Das »Qi des Getreides«. Es entsteht in Magen und Milz aus der Essenz der Nahrung.

Hitze Ein ungünstiger Umweltfaktor, der in der TCM als Krankheitserreger betrachtet wird. Hitze verursacht Unruhe, Durst und Verstopfung.

Jing Eine feine, unsichtbare Substanz, aus der alle organischen Lebensformen bestehen. Es gibt zwei Quellen des Jing: das vorgeburtliche Jing und das nachgeburtliche Jing.

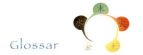

Glossar

Kälte Ein ungünstiger Umweltfaktor, der in der TCM als Krankheitserreger betrachtet wird. Führt zu Durchfall, kaltem Gefühl im Körper, Gelenkschmerzen.

Mangel Eine Störung, die durch Disharmonie der Zang- und Fu-Organe entsteht. In einem Mangelzustand ist der Körper unfähig, das Gleichgewicht zwischen den verschiedenen Organen, aber auch zwischen Yin und Yang zu halten.

Mark Es wird in der TCM als ein Bestandteil der Knochen betrachtet. Es bildet Gehirn und Rückenmark.

Ming Men Die »Pforte des Lebens«. Das Ming-Men-Feuer ist die Quelle unserer Körperwärme und beherrscht das Yang-Qi des Körpers.

Organe Die Organe laut TCM sind nicht mit den Organen in der Schulmedizin gleichzusetzen. Zang- und Fu-Organe sind eher funktionelle energetische Prozesse, die zusammen für die Harmonie des Körpers sorgen.

Ödem Wasseransammlung unter der Hautoberfläche.

Qi Gong Chinesische Übungen, die das Qi pflegen.

Pathogene »Krankheitsgebärer« in der TCM werden alle für die Gesundheit ungünstigen Faktoren als Pathogene betrachtet. Unter anderem gehören Umwelteinflüsse wie Hitze und Kälte oder Emotionen wie Wut und Angst dazu.

Qi Hai Das »Meer des Qi«. Dort wird Zong-Qi gespeichert.

Shen Repräsentiert die mentalen, psychologischen und intellektuellen Fähigkeiten und beherrscht unser Bewusstsein, unsere Gedanken und Gefühle und unsere Persönlichkeit.

Wei-Qi Das Abwehr-Qi. Es besteht aus Gu-Qi und fließt nicht in den Meridianbahnen, sondern in der Haut. Dort schützt es den Körper gegen eindringende Erreger.

Yang Ein Teil der komplementären Polarität. Alles, was hell, warm, aufsteigend, hart, beweglich ist, gehört zu Yang.

Yin Ein Teil der komplementären Polarität. Alles, was dunkel, kalt, absteigend, sanft, unbeweglich ist, gehört zu Yin.

Zang-Organe Dies sind die »festen« Organe: Leber, Herz, Milz, Lunge und Niere. Sie sind besonders wichtig, weil sie für die vitale Funktion des Körpers sorgen.

Zong-Qi Es entsteht in der Lunge aus Gu-Qi und reinem Qi der Natur. Fördert die Qi-Bewegung im Körper.

Register

A

Achtsamkeit 14, 34, 201
Alternative Heilkunde 12f.
Angst 32, 35, 175f., 182f., 186f.
Antriebslosigkeit 84, 93
Ärger 32, 35, 54
Atmung 143ff., 147, 179
Augen 55
Augenprobleme 50f.

B

Bai Hui 104f.
Balance 30, 35, 42, 44, 48, 153
Bewegung 56, 63ff., 82, 84, 96ff., 129ff., 161ff., 168f., 195ff.
Bitter 32, 34f., 90ff.
Blase 25f., 35
Blasen-Meridian 180f.
Blut 44, 46f., 50, 53, 65, 68, 80f., 84f., 88, 99, 115f., 143, 145f., 186
Bluthochdruck 53

D

Dan Tian 66f., 104, 198f.
Depression 50, 54
Di Cang 165
Dickdarm 25f., 35
Dreifacher Erwärmer 28
Druck auf der Brust 49f.
Dünndarm 25f., 35, 46, 117

E

Emotion 31ff., 106, 148f., 168f.
Erde 23f., 26ff., 30, 32, 35, 47, 114f., 179
Erkältungen 146, 149, 155, 157ff., 161, 164f.
Ernährung 18, 31ff., 56ff., 90ff., 123ff., 153ff., 188ff.
– im Frühling 63
– im Herbst 161
– im Sommer 96
– im Spätsommer 128
– im Winter 195
Euphorie 87

F

Fallbeispiele 15, 18f., 38ff., 76ff., 110ff., 140ff., 172ff.
Farben 31
Feng Long 136
Feuer 23f., 26f., 30, 32, 35, 79, 106, 179
Fingernägel 54
Freude 32, 35
Frühling 30, 34f., 37ff., 159, 176, 199f.
Frühlings-Qi 42ff.
Fu-Organe 24ff., 28
Fünf Elemente 19ff., 23f., 32, 35
Fünf Emotionen 32, 35
Fünf Geschmacksrichtungen 32f., 35
Fünf Jahreszeiten 30ff., 35, 201
Fünf Temperaturen 34f.
Fußbäder 68ff., 104, 134f., 164f., 197f.

G

Gallenblase 25f., 35
Gelb 123
Geruchssinn 151f.
Gesichtsfarbe 88
Gesundheitspflege 56ff., 90ff., 122ff., 153ff., 188ff.
Grün 57, 63f.
Gu-Qi 46f., 145, 177

H

Haare 151, 186
Harmonie 22ff., 24, 27, 30, 43f., 80f., 99, 201
Harndrang, vermehrter 181
Haut 146, 148f., 151
Hautprobleme 83, 149f., 154

He Gu 165f.
Heiß 34f.
Herbst 30, 34f., 137, 139ff., 176, 199
Herz 25f., 32, 35, 46, 79ff., 115f., 143
Herz-Feuer 80, 87f., 95
Herz-Meditation 97ff.
Herz-Meridian 69, 88
Herz-Qi 27, 79, 82ff., 88ff., 145
Herz-Qi-Gong 99ff.
Herzklopfen 82
Herzstörungen 89
Hirnfunktionen 185
Holz 23f., 26f., 30, 32, 35, 42, 47, 52, 69
Hörvermögen 186
Husten 146f., 149, 154f., 157f.

I

Impotenz 180f.

J

Jing 176f., 180f., 185f., 189, 195ff., 199ff.
Joggen 161, 168f.

K

Kalt 34f., 117
Kälteempfindlichkeit 83f., 93, 181

Knochenmark 185
Kontrollieren 21f.
Kopfschmerzen 49f.
Körperflüssigkeiten 44, 80, 85, 115f., 130, 151, 154
Kühl 34f.
Kurzatmigkeit 147

L

Lachen 168f.
Lao Gong 106
Leber 25ff., 32, 35, 42ff., 46, 68f., 90, 116
Leber-Feuer 53
Leber-Meridian 50f., 53, 55, 70
Leber-Qi 26, 42ff., 49ff., 54ff., 60, 63, 69, 73, 150
– Stimulation 57
Leber-Qi-Gong 65ff.
Leberstörungen 55
Lie Que 167
Lippen 121
Lunge 25ff., 32, 35, 46, 115, 118, 142ff., 178f.
Lungen-Meridian 167
Lungen-Qi 26, 142ff., 152f., 161, 169, 179
Lungen-Qi-Gong 162ff.
Lungenstörungen 152

M

Magen 25f., 35, 63, 130, 136f., 146, 177
Magen-Qi 46f., 60
Magenschmerzen 46f.
Meditation 96ff.
Menstruationsstörung 50, 53, 70ff., 187
Meridiane 16, 27f., 44, 51, 64f.
Meridianmassage 69ff., 104ff., 134ff., 164ff., 197ff.
Metall 23f., 26ff., 30, 32, 35, 142f., 153
Milz 25ff., 32, 35, 60, 63, 114ff., 128, 136f., 144, 146, 177ff.
Milz-Meridian 118
Milz-Qi 27, 46f., 60, 115ff., 122, 134ff., 178
Milz-Qi-Gong 130ff.
Milzstörungen 122
Ming Men 178ff., 197
Müdigkeit 49, 82, 94, 121
Muskeln 121
Mutter Erde 114

N

Nähren 19f.
Nasensekret 152
Natur 14, 18, 30, 42, 44, 48, 80, 97, 114, 142f., 145, 147, 153, 168, 176, 182, 199, 201

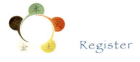

Register

Nei Guang 106
Neutral 34f.
Niere 25ff., 32, 35, 46, 69, 144, 175ff., 199f.
Nieren-Jing 176f., 182, 185f., 188, 197
Nieren-Meridian 180f., 197
Nieren-Qi 15, 26, 137, 176f., 179f., 185ff., 197
Nieren-Qi-Gong 196f.
Nierenstörungen 187, 198f.

P
Pathogene 29, 159, 166f.
Potenzprobleme 181

Q
Qi 8, 14, 27ff., 30, 63ff., 68, 79, 88, 99ff., 115, 117, 143ff., 151f., 168, 177, 179, 181f., 189, 195, 198ff.
Qi Gong 8, 9, 31, 64, 96f.
Qi Hai 144f.
Qi Men 70f.

R
Reine Essenz 46, 47, 115, 144
Reines Qi 143
Rot 90ff.

Rückenschmerzen 198f.
Ruhelosigkeit 86f.

S
Salzig 32, 34f., 188f.
San Jiao 28
San Yin Jiao 71f., 106, 134, 198
Sauer 32, 34f., 60f., 150, 154
Scharf 32, 34f., 153f., 158
Schlafstörungen 86f., 94, 104ff.
Schulmedizin 12f., 14, 46, 80, 152, 185
Schwäche 50, 149, 181
Schwarz 188
Schwermut 32, 35
Schwindel 50
Schwitzen 129f., 161
 -übermäßiges 85, 89
Selbstüberprüfung 54ff., 88ff., 121ff., 151ff., 185ff.
Sex 137, 179, 199
Shen 81f., 84, 87, 89, 93, 96f., 104
Shen Men 69f., 106
Shen Shu 199
Sommer 14, 30, 34f., 56, 73, 75ff., 159, 168, 199
Spätsommer 14, 30, 34f., 109ff., 199
Speichel 122

Stress 87f.
Süß 32, 34f., 60f., 123, 157

T
Tai Chi 8, 9, 64, 82, 96, 161
Tai Chong 70f.
Tai Xi 167f.
Tanzen 64
Trauer 32, 35, 148f.

U
Übungen 65ff., 99ff., 130ff., 162ff., 196f.
Universum 14, 23, 30
Unreines Qi 143

V
Verdauung 47, 115ff., 120, 127, 130, 133, 154f., 179
Vorbeugung 19, 31, 56ff., 90ff., 122ff., 153ff., 188ff.

W
Wandern 161
Warm 34f., 161
Wasser 23f., 26f., 30, 32, 35, 69, 129, 144, 146, 149, 175ff., 188
Wei-Qi 145f.
Weiß 153f.
Winter 30, 34f., 42, 63, 159, 161, 171ff., 199f.

Register / Rezeptregister

X
Xue Hai 71f., 134

Y
Yang 11, 25, 43, 80, 96, 178
Yang-Organe 24, 28
Yang-Qi 11, 28f., 35, 43f., 50, 52f., 55ff., 61, 63, 79ff., 84ff., 89, 93ff., 149, 157, 175, 178f., 181ff., 187, 189ff., 195ff., 199f.
Yang-Typ 43

Yin 11, 25, 43, 80, 96, 178
Yin Ling Quan 134f.
Yin Tang 165
Yin-Organe 24, 28
Yin-Qi 11, 28f., 35, 43f., 50, 53ff., 61, 63, 80f., 84ff., 89, 94ff., 114f., 149, 153f., 157, 161, 168, 181f., 187, 192ff., 195
Yin-Störung 15
Yin-Typ 43
Ying Xiang 165

Yoga 64, 96
Yong Quan 104f., 166, 198
Yu Ji 166f.

Z
Zähne 185
Zang-Organe 24ff., 28, 30, 32, 35, 147
Zehn kleine Genüsse 73
Zhong Wan 135
Zi Gong 71f.
Zong-Qi 143ff., 147
Zunge 88f.
Zu San Li 133ff., 198

Rezeptegister

A
Acht-Schätze-Salat 61f.

B
Baihe-Fleischsuppe 156
Bu-Qi-Hähnchensuppe 92

D
Dang-Gui-Hammelfleischsuppe 94
Dang-Shen-Hühnchensuppe 124

G
Ginsengsuppe 91f.
Gou-Qi-Tee 193f.

H
Huanggang – Leber-Reis-Suppe 58f.

K
Kastanien-Hühnersuppe 190f.
Kastanien-Reis-Suppe 191f.

P
Pfefferrindfleisch 125f.

R
Rettich mit Honig 158
Rettich-Honig-Suppe (gekocht) 160f.
Rosensaft 194

T
Tang-Shui-Suppe 95

X
Xue-Li-Tee 155

Y
Yam-Tangshui-Suppe 128f.
Yang-Rou-Suppe 59f.

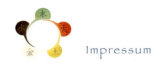

Impressum

Impressum

© 2013 by Irisiana Verlag, einem Unternehmen der Verlagsgruppe Random House GmbH, 81673 München

Redaktion:
Diane Zilliges
Projektleitung:
Sven Beier
Gesamtproducing:
Veronika Moga, München
Bildredaktion:
Markus Röleke
Umschlag:
Geviert — Büro für Kommunikationsdesign, München
Layout:
Veronika Moga, München

Druck und Bindung:
Alcione, Lavis

Printed in Italy

ISBN 978-3-424-15197-8

9817 2635 4453 6271

Hinweis für unsere Leser
Die Informationen in diesem Buch sind von dem Autor und dem Verlag sorgfältig erwogen und geprüft, dennoch kann eine Garantie nicht übernommen werden. Eine Haftung der Autorin bzw. des Verlags und seiner Beauftragten für Personen-, Sach- und Vermögensschäden ist ausgeschlossen.

Bildnachweis
Fotolia: 127 (photocrew); Getty Images: 7 (National Geographic/Michael Coyne), 10-11 (Photodisc/Grant Faint), 13 (Stone/Bruce Hands), 16 (Image Source), 31 (Stone/Dietrich Rose), 34 (white wish), 36-37 (Photodisc/Ingmar Wesemann), 41 (Imagezoo/Sadahito Mori), 45 (The Image Bank/Tim Robberts), 51 (Image Source), 56 (Photographer's Choice/Kevin Summers), 64 (Workbook Stock/Asia Images Group), 74-75 (E+/Konradlew), 77 (Riser/David Lees), 83 (Blend Images/Dave and Les Jacobs), 86 (Iconica/Jamie Grill), 93 (Fotosearch Premium), 108-109 (Image Source), 111 (Taxi/Lisa Romerein), 113 (Stock 4B), 119 (Photo Alto/Eric Audras), 138-139 (Photographer's Choice/Brian Lawrence), 142 (The Agency Collection/Steve Cole), 147 (Riser/OJO Images/Robert Daly), 151 (Vetta/Silvia Jansen), 157 (Imagesource), 160 (Photodisc/Martin Harvey), 169 (Taxi/Commerce and Culture Agency), 170-171 (Look/Konrad Wothe), 173 (Riser/Tim Robberts), 174 (Photodisc/STasker), 183 (Digital Vision/Tay Jnr), 189 (Sodapix), 200 (OJO Images/Sam Edwards); Geviert unter Verwendung von Bildmaterial von: Kreise: shutterstock/Tanko Oszkar, Zeichen: shutterstock/Kasza, Landschaft: shutterstock/xfdly: Umschlag vorne; iStockphoto: 193 (Lehner)
Veronika Moga: alle Illustrationen

Alle Rechte vorbehalten.
Vollständige oder auszugsweise Reproduktion, gleich welcher Form (Fotokopie, Mikrofilm, elektronische Datenverarbeitung oder durch andere Verfahren), Vervielfältigung, Weitergabe von Vervielfältigungen nur mit schriftlicher Genehmigung des Verlags.

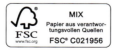

Verlagsgruppe Random House FSC® N001967
Das für dieses Buch verwendete FSC®-zertifizierte Papier *Profisilk* liefert Sappi, Alfeld.